Schönheitspflege für Haut und Haar

urania

GROSSMUTTERS WISSEN

Schönheitspflege für Haut und Haar

Kosmetik aus der guten alten Zeit

Bibliografische Information der Deutschen Bibliothek
Die Deutsche Bibliothek verzeichnet diese Publikation in der Deutschen Nationalbibliografie; detaillierte bibliografische Daten sind im Internet über http://dnb.ddb.de abrufbar.

in der Verlag Kreuz GmbH
Postfach 80 06 69, 70506 Stuttgart

www.urania-verlag.de

Umschlaggestaltung: Behrend & Buchholz, Hamburg
Umschlagbild: © Gazimal/Getty Images
Autorin: Heidelore Ott-Kluge
Lektorat: Jeanette Stark-Städele
Layout und Satz: Christina Krutz Design
Fotos: Stockdisc: S. 8, 9, 10, 12, 16, 24, 26, 34, 37, 45, 46, 54, 57, 66, 70, 72; PhotoAlto: S. 14, 33, 43, 65, 69, 73, 79; Image Source: S. 20, 28, 41, 59, 64; PhotoDisc: S. 22, 27, 38, 39, 47, 49, 51, 52, 56, 58, 67, 75; Christina Krutz: S. 44; Digital Vision: S. 53; John Foxx Images: S. 62

Druck: Westermann Druck Zwickau
Printed in Germany

ISBN 978-3-332-01975-9

Inhalt

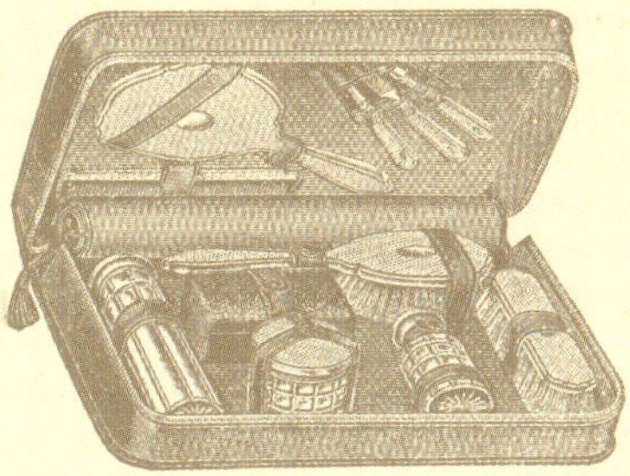

Schön sein und sich wohl fühlen …

Gepflegt und attraktiv aussehen, das möchte jeder Mensch. Wie wir auf andere wirken, hat viel mit unserem Äußeren zu tun. Schon Goethe wusste: „Die Schönheit ist überall ein gar willkomm'ner Gast". Doch auch für unser eigenes Wohlbefinden ist das Aussehen nicht einerlei. Wobei hier durchaus eine Wechselwirkung besteht. „Wer sich wohl fühlt in seiner Haut", dem geht es gut. Dieses Wohlbefinden stärkt das Selbstwertgefühl und das Selbstbewusstsein.

Dass Schönsein einen so hohen Stellenwert hat, davon lebt die Kosmetikindustrie. Unüberschaubar ist das Angebot und keineswegs alles ist gut, was da angeboten wird. Ganz im Gegenteil. Allergien, auch auf Pflegeprodukte, sind auf dem Vormarsch. Denn in der Kosmetikindustrie mischt die Chemie kräftig mit. Und mancher Haut tut das alles andere als gut.

Doch die Menschen haben sich schon immer um Schönheit bemüht, und so haben sich über die Jahrhunderte viele Hausmittel bewährt. Pflanzenextrakte, die man – in Fett oder Wachs gebunden – auftragen kann, gibt es seit den alten Ägyptern. Unsere Großmütter griffen zur Schönheitspflege auf die Zutaten zurück, die die Küche, der Garten, die Natur ihnen boten. Auch Heilkräuter waren darunter und so gingen Heilendes und Verschönerndes oft miteinander einher.

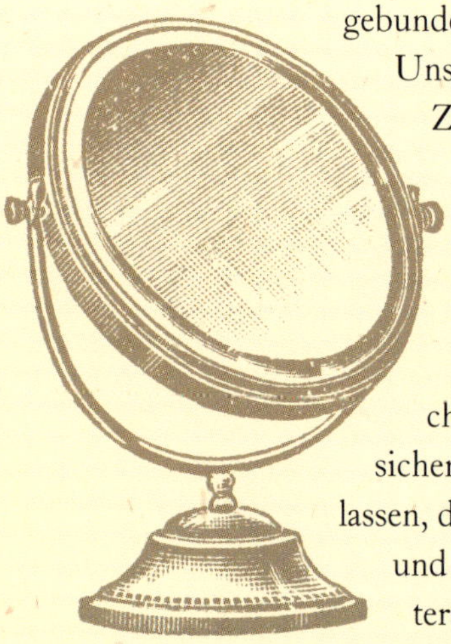

Der Begriff Naturkosmetik ist heute nicht geschützt und daher können sich auch in diesen Produkten mancherlei chemische Wirkstoffe verbergen. Wenn Sie ganz sicher gehen wollen, Ihrer Haut nur das Beste zukommen zu lassen, dann mischen Sie Ihre Cremes, Packungen, Badezusätze und Haarpflegemittel selber. In diesem Buch aus Großmutters Erfahrungsschatz werden Sie mit Sicherheit fündig.

KAPITEL 1

Sanfte Pflege für glänzendes Haar

Das Haar eines Menschen sagt viel über seine Gesundheit aus. Die Mythen vieler Völker betrachten es als Sitz der Lebenskraft. Schönes, gepflegtes Haar war und ist der schönste Schmuck eines Menschen – vor allem einer Frau. Unsere Großmütter kannten viele wirksame Rezepte, um ihre Haarpracht zu erhalten und zu verschönern.

Das Haar – der natürliche Schmuck des Menschen

Das einzelne menschliche Haar besteht aus einer Haarwurzel und einem Haarschaft. Die Haarwurzel sitzt schräg in der Kopfhaut, während der Haarschaft das außerhalb der Haut sichtbare Haar bildet. Das Haar setzt sich – von außen nach innen gesehen – aus Hornschicht, Rinde und Mark zusammen. Die Hornschicht besteht aus Keratin, einer schwefelhaltigen Eiweißverbindung, während die Rindenschicht, die den größten Teil des Haares ausmacht, aus verhornten Zellen, die auch Farbpigmente enthalten, aufgebaut ist. Je nach Menge dieser Pigmente ist das Haar blond, braun oder schwarz. Im Alter schwindet dieses Pigment, das im Haar enthaltene Mark wird immer lufthaltiger – die Haare ergrauen.

Gesundes Haar

Das einzelne Haar wächst pro Monat im Schnitt einen Zentimeter. Im Sommer wächst es etwas schneller als im Winter, mit zunehmendem Alter verlangsamt sich dieses Wachstum.

Haarprobleme basieren – abgesehen von Krankheitsgründen – auf der Einwirkung von Staub, Schmutz und Chemikalien aus der Luft, auf der Verwendung falscher oder gar schädlicher Pflegemittel und oft auch auf falscher Ernährung.

Schuppen sind eigentlich eine Folge der normalen Hautfunktion und keine Krankheit. Denn Schuppen sind tote Hautzellen, die abgestoßen werden. Um diese zu entfernen – besonders bei sehr starker Schuppenbildung – ist entsprechend häufiges Haarewaschen wichtig.

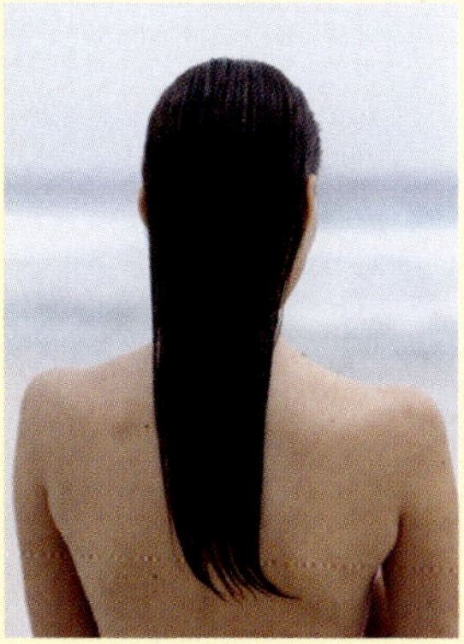

Kräftiges, gesundes Haar – wer wünscht sich das nicht?

Auch ausgefallene Haare müssen nicht auf eine Erkrankung hindeuten. Wenn die ausgefallenen Haare lang sind, besteht kein Grund zur Besorgnis. Diese Haare werden abgestoßen, weil im

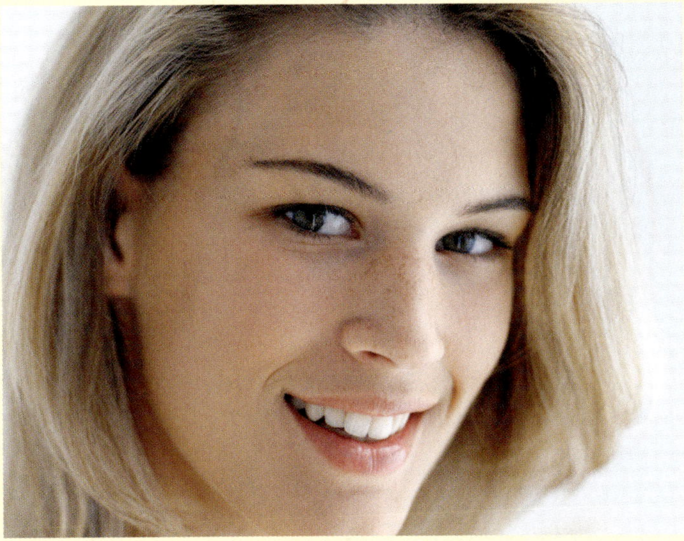

Schon gewusst?
Blondinen haben die feinsten, aber auch die meisten (ca. 140 000) Haare. Brünette liegen hinsichtlich der Menge und der Dicke im Mittelfeld (ca. 110 000) und Rothaarige haben weniger (ca. 90 000), dafür aber besonders kräftige Haare.

Haarbalg bereits ein neues Haar heranwächst. Etwas anderes ist es, wenn kurze Haare ausfallen, die ihren „vorgeschriebenen Lebenslauf" noch nicht beendet haben.

Großmutters Tipps zur schonenden Haarwäsche

– Bürsten Sie Ihr Haar vor der Haarwäsche gründlich nach allen Richtungen durch, damit die gröbsten Staub- und Schmutzpartikel entfernt werden.
– Befeuchten Sie das Haar gut mit warmem Wasser. Verwenden Sie zum Haarewaschen nie heißes Wasser, denn dieses greift die Kopfhaut zu stark an und kann zu Haarschäden führen.
– Geben Sie etwas Shampoo auf die hohle Hand (aber wirklich nur etwas, denn selbst beim besten Shampoo hilft viel nicht viel,

sondern schadet eher) und vermischen Sie es mit ein wenig Wasser. Bringen Sie das Shampoo zum Schäumen und tragen Sie es dann auf den ganzen Kopf auf. Außer bei stark fettendem Haar soll das Shampoo gründlich einmassiert werden.

– Spülen Sie nun die Haare sehr gründlich – je nach Haarlänge mindestens zwei bis drei Minuten. Das ausgiebige Spülen ist wichtig, um alle Shampooreste aus dem Haar zu entfernen. Beschließen Sie die Haarspülung mit kaltem Wasser – das gibt Ihrem Haar Fülle und Glanz.

– Die Haare werden nun ausgedrückt und mit dem Handtuch abgetrocknet. Gehen Sie dabei pfleglich mit Ihrem Haar um, quetschen und rubbeln Sie es nicht zu stark. Am einfachsten ist es, wenn Sie sich einen Handtuchturban um den Kopf wickeln und diesen einige Minuten lang aufbehalten – Ihr Haar ist dann „handtuchtrocken".

Haare sollen und dürfen so oft gewaschen werden, wie es nötig ist – wenn es sein muss, jeden zweiten Tag. Aber auch normales Haar sollte möglichst alle acht bis zehn Tage gewaschen werden, denn der Schmutz, der sich während dieser Zeit im Haar festsetzt, schadet selbst den gesündesten Haaren.

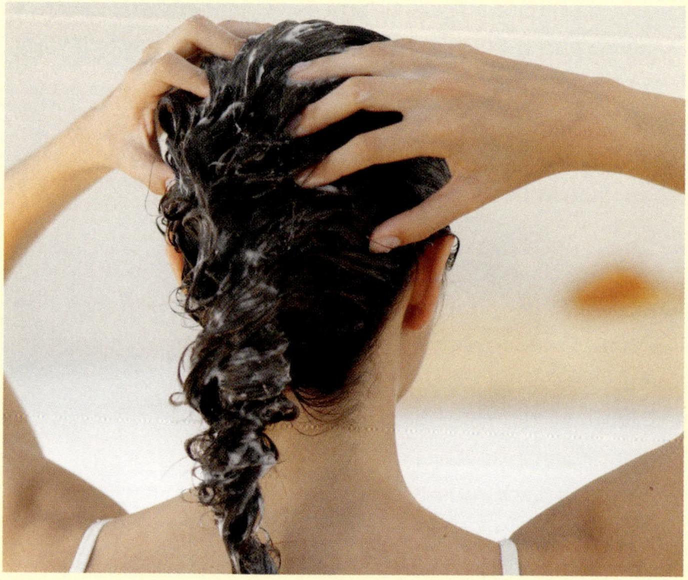

– Bei Bedarf verwenden Sie nun einen der auf Seite 26 f. angeführten Haarfestiger und massieren diesen ein.
– Wenn Sie Ihr Haar einlegen, achten Sie darauf, dass es rund an den Wicklern anliegt und nirgends geknickt ist – sonst gibt es Bruchstellen.
– Lassen Sie Ihr Haar so oft wie möglich an der Luft trocknen. Wenn Sie einen Föhn oder eine Trockenhaube verwenden, sollten Sie Ihr Haar an der Luft vortrocknen lassen. Stellen Sie Haube und Föhn nie zu heiß ein, denn Hitze entzieht dem Haar Feuchtigkeit, führt zu vermehrter Schuppenbildung und zu schnellem Nachfetten. Außerdem fällt die Frisur schnell wieder zusammen und verliert an Fülle. Lockenwickler sollten Sie so lange im Haar lassen, bis dieses vollkommen ausgekühlt ist. Auch Föhnfrisuren werden erst nach dem Auskühlen ausgekämmt.

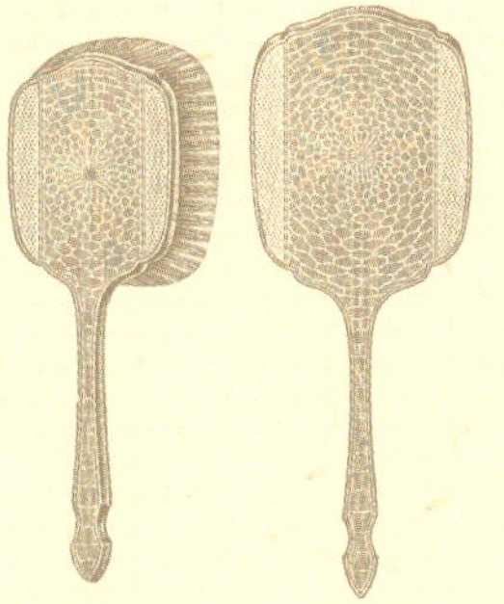

Spülung, Packung & Co. – wertvolle Pflegestoffe

Mit dem Waschen allein ist es nicht getan. Ihr Haar dankt es Ihnen, wenn es danach noch eine schonende Zusatzpflege erhält.

Haarspülung

Nach jeder Haarwäsche sollten Sie eine der im nächsten Kapitel angegebenen kräftigenden Kräuterspülungen (siehe Seite 17 ff.) verwenden. Mit dieser Flüssigkeit übergießen Sie nach dem Haarespülen den Kopf und massieren sie dann gründlich in Haar und Kopfhaut ein. Auf das Nachspülen verzichten Sie bitte!

Haarpackung

Eine Haarpackung ist alle zwei bis drei Wochen empfehlenswert. Besonders sprödes, dauergewelltes, mit Chemikalien gefärbtes

Regelmäßiges Haarewaschen garantiert weich fallendes, lockeres Haar – vergessen Sie das gründliche Ausspülen nicht!

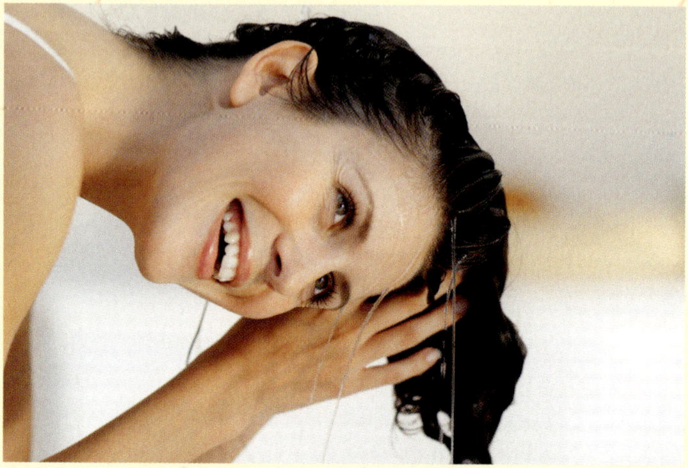

oder gebleichtes Haar braucht diese Pflege. Aber auch gesundes, normales Haar wird durch die Umwelteinflüsse, z. B. Schmutz- und Staubpartikel in der Luft, so angegriffen, dass es vermehrter Pflege bedarf. Wenn Sie eine Haarpackung anwenden, müssen Sie Ihr Haar zweimal waschen – einmal vor der Packung und dann noch einmal nach der Packung, um diese aus dem Haar zu entfernen. Nach der Haarpackung wird das Haar besonders gut gespült, damit keine Rückstände, z. B. der Pflanzenöle, im Haar verbleiben. Eine Haarpackung wirkt besonders durch Wärme. Deshalb setzen Sie eine Duschhaube darüber und umwickeln Sie den Kopf mit einem großen, möglichst vorgewärmten Handtuch.

Großmutters Tipp:

Falls jemand in Ihrer Familie Nasentropfen verwendet, bewahren Sie die an der Flasche befindliche Pipette auf – Sie können diese statt eines Wattebausches zum Auftragen Ihres Haarwassers verwenden.

Kräftigendes Haarwasser

Wenn Sie ein Haarwasser zur Kräftigung Ihrer Kopfhaut oder zur Behebung von Haarproblemen verwenden, scheiteln Sie Ihr Haar mit dem Kamm und tragen Sie mit einem Wattebausch das Haarwasser direkt auf die Kopfhaut auf – so bleibt das Haar trocken. Dann teilen Sie eine neue Haarpartie ab und verfahren so weiter, bis die ganze Kopfhaut behandelt ist.

Bürsten und Massieren – eine Wohltat für Haare und Kopfhaut

Großmutters Tipp:

Wenn Ihr Haar schnell fettet und Sie keine Zeit haben, es gleich zu waschen, föhnen Sie Ihr Haar einfach kurz und kräftig durch. Das wirkt besonders gut, wenn Sie Ihre Kopfhaut vorher mit Haarwasser eingerieben haben.

Bürsten Sie Ihre Haare täglich zweimal – morgens und abends. Durch das morgendliche Bürsten wird Ihr Haar locker und fülliger und die Frisur sitzt besser. Das abendliche Bürsten entfernt alle Schmutz- und Staubpartikel, die sich während des Tages im Haar angesammelt haben. Bürsten Sie Ihr Haar vor allen Dingen gegen den Strich – möglichst bei vorgebeugtem Kopf, denn dadurch wird die Blutzirkulation angeregt. Bei fettigem Haar bürsten Sie aber nie die Kopfhaut, sondern ausschließlich das Haar, sonst werden die Talgdrüsen zu einer noch höheren Fettproduktion angeregt. Verwenden Sie zum Kämmen möglichst nur Hornkämme (auf keinen Fall Metallkämme) und zum Haarebürsten grundsätzlich Bürsten mit Naturborsten. Diese dürfen bei trockenem Haar etwas härter sein. Haben Sie empfindliches Haar, verwenden Sie nur ganz weiche Bürsten.

Kopfhautmassage

Durch eine Massage wird die Kopfhautdurchblutung angeregt. Zudem werden manche Haarprobleme, vor allen Dingen ver-

schiedene Arten von Haarausfall, dadurch hervorgerufen, dass die Kopfhaut einfach zu fest am Kopf anliegt und zu wenig flexibel ist. Durch die Massage wird sie gelockert und so leichter beweglich. Spreizen Sie dazu die Finger und drücken Sie sie fest auf die Kopfhaut. Reiben Sie jetzt nicht mit den Fingern, sondern bewegen Sie die Kopfhaut selbst vorwärts und rückwärts und leicht kreisend. Fangen Sie beim Hinterkopf an und arbeiten Sie sich bis zur Stirn vor. Dann massieren Sie die Seiten.
Die Kopfhautmassage ist bei allen Haartypen geeignet, auch bei schnell fettendem Haar.

Haareschneiden

Ein guter Haarschnitt ist zwar teuer, aber für eine gut sitzende und leicht zu pflegende Frisur notwendig. Kurzes bis mittellanges Haar sollte alle vier bis sechs Wochen geschnitten werden, längeres Haar alle zwei Monate.

Es müssen zwar keine 1000 Bürstenstriche am Tag sein – wie es zu Großmutters Zeiten empfohlen wurde –, doch ausgiebiges Bürsten tut den Haaren gut.

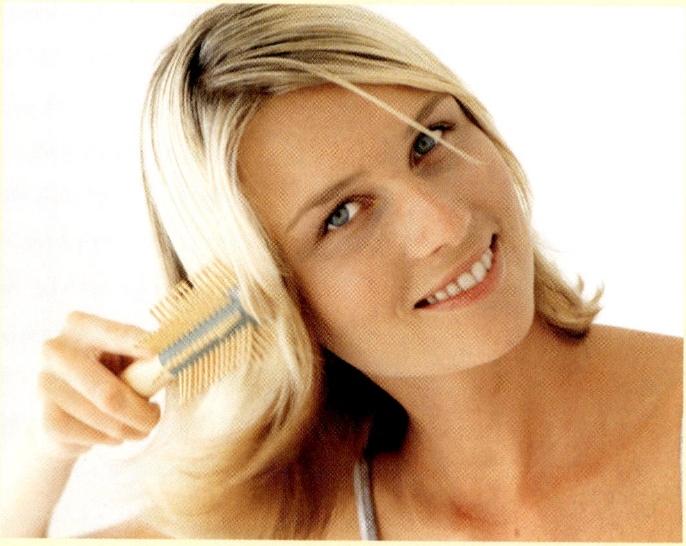

KAPITEL 2

Aus Großmutters Rezepteschatz: Haarpflegemittel selbst gemacht

Schonend und nährstoffreich sind Pflegeprodukte, die Sie selbst herstellen. Das bedeutet keineswegs einen großen Aufwand. Das industrielle Überangebot an Haarpflegemitteln existiert erst seit einigen Jahrzehnten. Früher war es üblich, das Haar nach „eigenem Rezept" zu pflegen. Wir haben ein wenig bei Großmutter nachgeforscht.

Rund um die Haarwäsche

Beim Waschen sollen die Haare sauber, aber gleichzeitig auch gepflegt werden. Dazu werden je nach Beschaffenheit des Haares verschiedene Naturprodukte verwendet. Sie können Ihr übliches Shampoo auch mit speziellen natürlichen Pflegestoffen anreichern.

Verwenden Sie für die Haarwäsche unbedingt ein auf Ihre Haarstruktur abgestimmtes Shampoo.

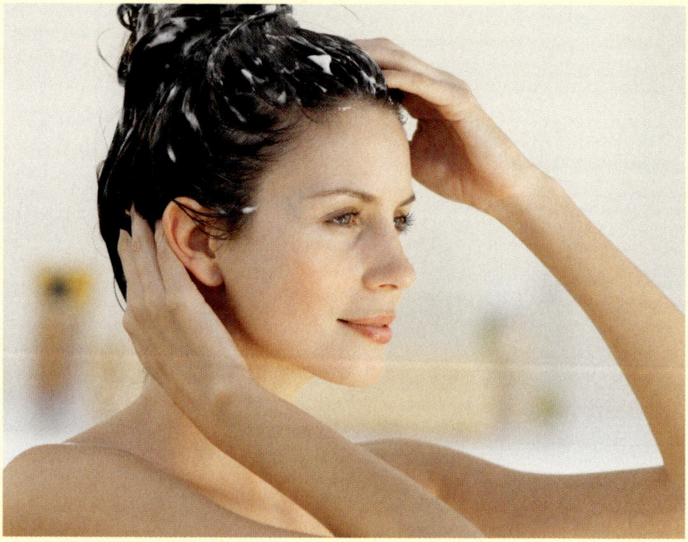

Haarwäsche mit Ei

Zur Kräftigung und Gesunderhaltung jeden Haares empfiehlt es sich, statt eines Shampoos ab und zu zwei Eigelb zu verquirlen und das Haar damit zu waschen. Geben Sie bei fettigem Haar etwas Rum oder Weinbrand dazu!

Die Masse wird in das nasse Haar einmassiert und muss unter einem umgewickelten Handtuch 15 Minuten einziehen. Dann spülen Sie das Haar gut aus und geben ins letzte Spülwasser einen Schuss Obstessig.

Haarwäsche mit Joghurt

Bei fettigem Haar setzen Sie Ihrem Shampoo bei jeder Haarwäsche ein bis zwei Esslöffel Joghurt zu.

Haarshampoo mit Seifenkraut

Das Seifenkraut erhielt seinen Namen, weil beim Kochen dieser Pflanze ein seifiger Schaum entsteht. Seifenkraut erhalten Sie in der Apotheke. Das Shampoo ist für jeden Haartyp geeignet.
So wird's gemacht: 100 g Seifenkraut (Blätter oder Rinde) in ½ l abgekochtes Wasser geben. Das Ganze nochmals so lange kochen lassen, bis die Hälfte des Wassers verdampft ist. Die Flüssigkeit abseihen und in eine Flasche abfüllen. Dieses Shampoo reicht für mehrere Haarwäschen.

Haarspülungen

Viele Zutaten für eine wirksame Haarspülung finden Sie im Garten und im Wald oder auf der Wiese. Sie werden beim Spazierengehen bald einen ganz neuen Blick für die Kostbarkeiten der Natur bekommen.

Alantspülung

Eine Alantspülung ist vor allem zur Kräftigung von sprödem, trockenem Haar geeignet. Bei regelmäßiger Anwendung wird dadurch die Haarstruktur verbessert. (Bei blondem Haar sollte sie allerdings nicht angewandt werden.)
So wird's gemacht: Zwei Esslöffel zerkleinerte Alantwurzeln zehn Minuten lang in ¼ l Wasser kochen. Den Sud eine Stunde ziehen lassen und durch Kaffeefilterpapier abseihen. Zwei Leinentaschentücher in den Sud tauchen und als Kompressen auf die Augen legen.

Der Alant gehört zur Gattung der Korbblütler. Besonders seine Wurzel ist für die Schönheitspflege interessant, weil sie Inulin, Azulen, Alantsäure und ätherische Öle enthält.

Arnikaspülung

Haben Sie blondes Haar? Dann versuchen Sie einmal eine Arnikaspülung; sie lässt Ihr Haar golden glänzen.

Arnika gehört zur Familie der Korbblütler. Die Pflanze enthält ätherische Öle und Gerbstoff und fördert die Kopfhautdurchblutung. Falls Arnika nicht in Ihrem Garten wächst, kaufen Sie die Blüten in der Apotheke – Arnika steht unter Naturschutz! Bei fettigem Haar empfehlen sich regelmäßige Spülungen mit einem Arnika-Aufguss.

So wird's gemacht: Eine Handvoll Arnikablüten mit kochendem Wasser übergießen, den Sud eine Stunde ziehen lassen und durch Kaffeefilterpapier abfiltern. Die Flüssigkeit als letzte Spülung gut in die Kopfhaut einmassieren.

Birkenspülung

Am bekanntesten ist wohl die Wirkung der Birkenblätter für die Haarpflege. Allerdings sind Birkenblätter nicht für blondes Haar geeignet.

So wird's gemacht: Einen Teelöffel Birkenblätter mit einer Tasse kochendem Wasser übergießen. 15 Minuten ziehen lassen und durch Kaffeefilterpapier abgießen.

Großmutters Tipp:

Eine Haarspülung mit Birkenaufguss macht das Haar nicht nur weich und glänzend, sondern wirkt auch gegen Haarausfall.

Fenchelspülung

Fenchel enthält neben ätherischen Ölen auch fette Öle und wertvolle Eiweißsubstanzen. Trockenes, sprödes Haar wird mit Fenchel kräftig und glänzend.

So wird's gemacht: Eine Handvoll Fenchelwurzeln zerkleinern und in ¼ l Wasser 10 Minuten kochen lassen. Abseihen und als letzte Spülung nach dem Haarewaschen verwenden.

Kamillenspülung

Kamille ist ein ideales Haarpflegemittel – wegen ihrer aufhellenden Wirkung ist sie allerdings nur für blondes Haar geeignet!

Diese Aufhellungsspülung macht das Haar außerdem glänzend und seidig und hat gleichzeitig eine festigende Wirkung.

So wird's gemacht: Drei Handvoll getrocknete Kamillenblüten mit so viel kochendem Wasser übergießen, dass die Blüten bedeckt sind. Eine Stunde ziehen lassen, dann durch Kaffeefilterpapier abseihen. Dem Sud wird der gefilterte Saft einer halben Zitrone beigemischt. Mit dieser Flüssigkeit das Haar nach dem Waschen spülen.

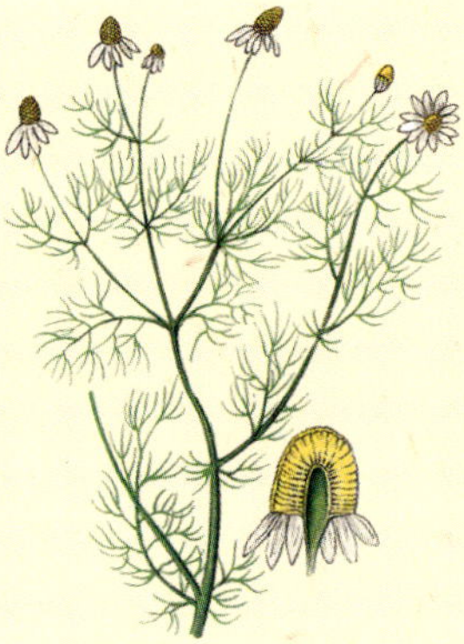

Lindenblütenspülung

Lindenblüten enthalten ätherische Öle und sind deshalb gut für die Pflege von trockenem, sprödem Haar geeignet. Besonders empfehlen sie sich für blondes Haar.

So wird's gemacht: Eine Handvoll Lindenblüten mit ¼ l Wasser übergießen und 30 Minuten kochen lassen. Nach dem Abkühlen durch Kaffeefilterpapier gießen und den Sud als letztes Spülwasser nach dem Haarewaschen verwenden.

Löwenzahnspülung

Der Löwenzahn ist reich an Bitterstoffen, Eiweiß und Harzen. Er enthält außerdem Inulin, Vitamin C und ätherische Öle. Die Löwenzahnspülung ist besonders für blondes Haar geeignet

So wird's gemacht: Eine Handvoll Löwenzahnblüten mit so viel kochendem Wasser übergießen, dass sie bedeckt sind. Nach dem Abkühlen abseihen und die Flüssigkeit dem letzten Spülwasser zusetzen.

Großmutters Tipp:

Löwenzahn ist ein wahres Allheilmittel für die Haare. Er wirkt gegen die verschiedensten Haarprobleme: gegen trockenes, sprödes Haar, aber auch gegen fettige Kopfhaut und Schuppen.

Rosenblütenspülung

Wer einen Garten besitzt, sollte sich den Luxus leisten, eines der kostbarsten Schönheitsmittel zu verwenden: die Blüten-

blätter der Rose. Die Blüten enthalten neben Fett, Gerbstoffen, Apfel- und Zitronensäure auch pflegende ätherische Öle. Getrocknete Rosenblütenblätter erhalten Sie auch in der Apotheke. Spülungen mit Rosenblütenblättern empfehlen sich vor allem zur Pflege von trockenem, sprödem Haar.
So wird's gemacht: Eine Handvoll Rosenblütenblätter mit ¼ l kochendem Wasser übergießen. Nach dem Abkühlen durch Kaffeefilterpapier abseihen und als letzte Spülung nach dem Haarewaschen verwenden.

Rosmarinspülung

Haarspülungen mit Rosmarin wirken vor allem gegen fettiges Haar und Schuppen, sie sind allerdings für blondes Haar nicht geeignet. Braunes oder dunkles Haar wird dagegen noch dunkler.
So wird's gemacht: Eine Handvoll Rosmarin mit zwei Tassen kochendem Wasser übergießen, 30 Minuten ziehen lassen, durch Kaffeefilterpapier abseihen und das gewaschene Haar damit spülen.

Rosmarin ist nicht nur ein vielseitig verwendbares Gewürz, sondern er eignet sich auch für verschiedene kosmetische Zwecke. Rosmarin enthält hohe Mengen an ätherischen Ölen, außerdem Gerb- und Bitterstoffe.

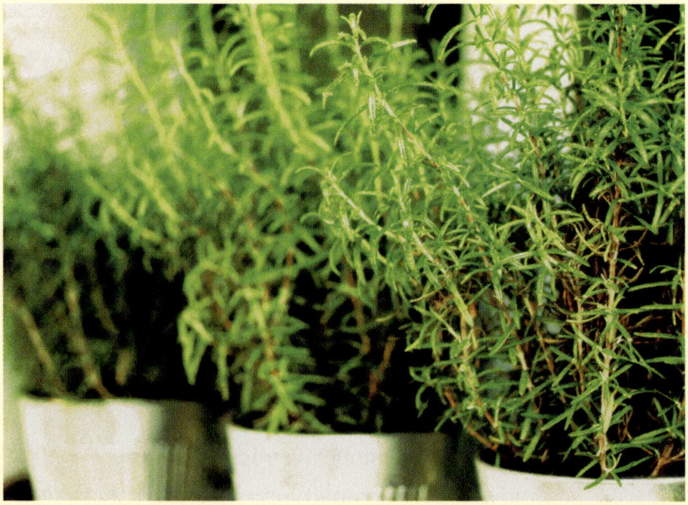

Thymianspülung

Thymian enthält ätherische Öle, Bitter- und Gerbstoffe sowie antibiotisch wirksame Substanzen. Deshalb wirkt Thymian desinfizierend und ist besonders gut zur Pflege fettigen, schuppigen Haars geeignet.

So wird's gemacht: Einen Teelöffel Thymian mit einer Tasse kochendem Wasser übergießen. Abkühlen lassen und durch Kaffeefilterpapier abseihen. Nach dem Haarewaschen als letzte Spülung verwenden und gut in Haar und Kopfhaut einmassieren.

Großmutters Tipp:

Pflanzen Sie doch in Ihrem Garten die Kräuter bzw. Pflanzen an, die Ihrem Haar besonders gut tun. Dann haben Sie jederzeit frische Zutaten für Ihr Haarpflegemittel bereit. Wer keinen Garten hat: Im Pflanzkasten auf dem Balkon gedeihen Kräuter ebenfalls wunderbar.

Weißdornblütenspülung

Der Weißdorn gehört zur Gattung der Rosengewächse. Man findet ihn häufig an Wegen und Wiesen. Getrocknete Weißdornblüten erhalten Sie auch in der Apotheke. Die Weißdornblüten eignen sich vor allem zur Haarpflege (speziell für blondes Haar). Die Wirkstoffe, die in ihnen enthalten sind, normalisieren die Funktion der Kopfhaut, deshalb sind regelmäßige Spülungen sowohl bei trockenem, sprödem Haar als auch bei fettigem Haar und Schuppen geeignet.

So wird's gemacht: Einen Esslöffel Blüten mit einer Tasse kochendem Wasser übergießen. Nach dem Abkühlen abseihen und als letzte Spülung nach dem Haarewaschen verwenden.

Zitronenmelissespülung

Zitronenmelisse ist reich an Mineralsalzen, Gerbstoffen und ätherischen Ölen. Trockenes, sprödes Haar sollte regelmäßig mit einer Melissenspülung behandelt werden.

So wird's gemacht: Zwei Esslöffel getrocknete Zitronenmelisse mit ¼ l Wasser überbrühen. Nach dem Abkühlen abseihen und die Flüssigkeit stets als letzte Spülung nach dem Haarewaschen verwenden.

Aber nicht nur im Garten fanden unsere Großmütter Zutaten für pflegende Haarspülungen, sondern auch in der Küche. Lassen wir uns ein wenig davon inspirieren!

Obstessigspülung

Obstessig ist ein schwach sauer schmeckender Essig, der durch Gärung aus Obstwein gewonnen wird. Sie erhalten Obstessig im Reformhaus, aber auch in Lebensmittelgeschäften. Obstessig ist ein preiswertes und sehr vielseitiges Schönheitsmittel. Glänzende, weiche Haare erhalten Sie, wenn Sie nach dem Haarewaschen dem letzten Spülwasser einen Schuss Obstessig zusetzen.

Zitronenspülung

Jedes Haar wird weich und glänzend, wenn Sie dem letzten Spülwasser einen Spritzer Zitronensaft zusetzen.

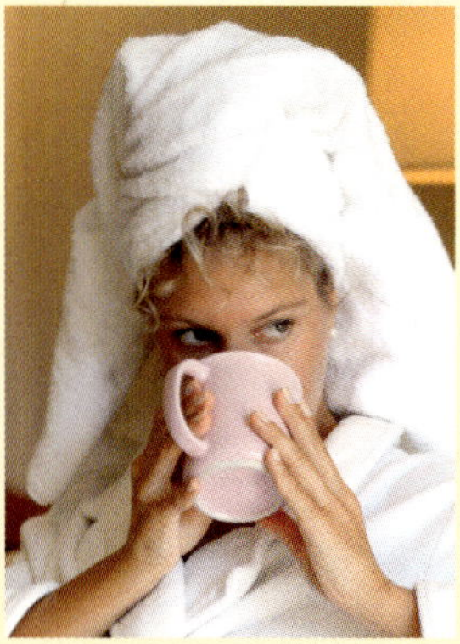

Genießen Sie während der Einwirkzeit Ihrer Haarpackung eine gute Tasse Tee – das ist Entspannung pur.

Haarpackungen

Haarpackungen, die längere Zeit ins Haar einwirken, führen ihm wertvolle Nährstoffe zu. Viele Zutaten haben Sie zu Hause vorrätig, andere erhalten Sie in der Apotheke – so z. B. Avocadoöl.

Avocadoölpackung

Dauergewelltes und gefärbtes Haar wird nicht so leicht brüchig, wenn man die Spitzen vor jeder Wäsche mit erwärmtem Avocadoöl einmassiert und dieses einige Zeit einwirken lässt. Wenn das Haar weich, locker und leicht frisierbar werden soll, ist eine Ölpackung angebracht.

So wird's gemacht: Das Haar kurz waschen, dann angewärmtes Öl ins Haar einmassieren, eine Duschhaube darübersetzen und mit einem Handtuch umwickeln, damit die Packung möglichst lange warm bleibt. Mindestens eine Stunde lang einwirken lassen, dann wie gewohnt waschen und ausgiebig spülen.

Mandelölpackung

Auch süßes Mandelöl erhalten Sie in der Apotheke. Problemhaar (gefärbtes, dauergewelltes und angegriffenes Haar) wird durch eine Mandelölpackung gekräftigt, locker und leicht frisierbar.

So wird's gemacht: Das angewärmte Öl ins nasse Haar einmassieren, eine Plastikhaube darübersetzen und mit einem Handtuch umwickeln. Die Packung eine Stunde lang einwirken lassen, dann das Haar wie gewohnt waschen und gründlich spülen.

Großmutters Tipp:

Haarspliss entsteht bei trockenem Haar und ist oft die Folge falscher Pflege. Verwenden Sie natürliche Pflegemittel und achten Sie auch darauf, dem Haar möglichst wenig Hitze durch Föhn oder Sonnenbaden zuzuführen. Nach dem Baden in Chlor- oder Salzwasser muss das Haar gründlich gespült werden.

Rizinusölpackung

Wer unter trockenem, splissigem Haar leidet, sollte die Haarspitzen vor jeder Wäsche mit Rizinusöl einmassieren und dieses eine halbe Stunde einwirken lassen. Spülen Sie das Haar gut aus und waschen es dann wie gewohnt.

Zutaten für wirksame Haarpackungen finden Sie auch in Ihrer Küche. Probieren Sie sie einmal aus – schon unsere Großmütter verwendeten diese „Naturmittel" mit großem Erfolg.

Bierpackung

Bier und Ei sind bewährte Mittel gegen dünnes, brüchiges Haar. Reiben Sie die Haare regelmäßig vor jeder Wäsche mit folgen-

Eine ähnliche Wirkung wie Rizinusöl hat Weizenkeimöl, mit dem Sie ebenfalls trockenes, splissiges Haar pflegen und kräftigen können. Massieren Sie vor jeder Haarwäsche die Haarspitzen mit Weizenkeimöl ein und lassen es 15 Minuten einwirken.

der Mischung ein: Einen Esslöffel Ei (Dotter und Eiweiß) mit zwei Esslöffeln Bier verrühren, auf das nasse Haar auftragen und 15 Minuten einwirken lassen. Anschließend waschen und spülen Sie das Haar wie gewohnt.

Milchpackung

Glänzendes, weiches Haar erhalten Sie, wenn Sie eine Tasse Milch auf ein Baumwolltuch gießen und das Haar damit gründlich einreiben. Nach 15 Minuten spülen Sie das Haar lauwarm aus.

Die Milch macht's – auch glänzende, weiche Haare!

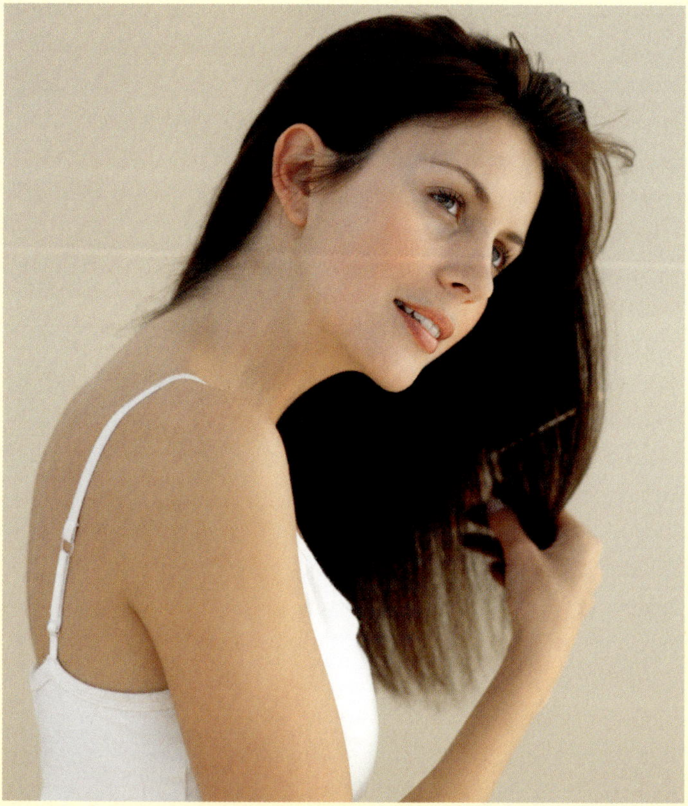

Haarwasser

Haarwasser übt eine belebende und reinigende Wirkung auf die Kopfhaut aus. Es hilft bei Kopfhautjucken und wirkt vorzeitigem Haarausfall entgegen. Auch Schuppen und fettige Kopfhaut lassen sich damit sehr gut behandeln.

Brennnesselwasser

Dieses Haarwasser kräftigt jedes Haar und wirkt besonders gegen Schuppen und fettige Kopfhaut. Es ist allerdings nicht für blondes Haar geeignet.

So wird's gemacht: Die Pflanzen sorgfältig reinigen und zerkleinern. Dann zwei bis drei Handvoll Brennnesseln mit ½ l Weinessig übergießen und eine Woche zugedeckt stehen lassen. Abseihen, zwei Esslöffel Glyzerin (aus der Apotheke) darunterrühren und in eine Flasche abfüllen. Mehrmals wöchentlich die Kopfhaut mit dieser Flüssigkeit massieren.

Großmutters Tipp:

Massieren Sie den Kopf regelmäßig mit Apfelsaft – das schützt vor vorzeitigem Ergrauen.

Rosmarinhaarwasser

Rosmarin normalisiert den Fetthaushalt der Kopfhaut auch zwischen den Haarwäschen und ist hilfreich bei Kopfhautjucken. Das Haarwasser hat sich auch bei Schuppen bewährt. Es ist allerdings nicht für blondes Haar geeignet.

So wird's gemacht: 100 g Rosmarin (selbst geerntet oder aus der Apotheke) mit 1 l kochendem Wasser übergießen und drei Esslöffel Borax (aus der Apotheke oder Drogerie) dazugeben. Nach dem Abkühlen durch Kaffeefilterpapier abseihen und 15 g Glyzerin (aus der Apotheke) beifügen. In eine Flasche abfüllen und gut durchschütteln. Mit diesem Haarwasser täglich die Kopfhaut einmassieren.

Weißdornblütenhaarwasser

Die Wirkstoffe, die in den Weißdornblüten enthalten sind, normalisieren die Funktion der Kopfhaut und wirken sehr gut gegen fettiges Haar und Schuppen. Das Haarwasser ist besonders für blondes Haar geeignet.
So wird's gemacht: Eine Handvoll Weißdornblüten mit ¼ l Obstessig übergießen. Drei Tage lang in einem gut verschlossenen Gefäß stehen lassen, dann durch Kaffeefilterpapier abseihen und dabei die Pflanzenrückstände gut auspressen. Die Kopfhaut regelmäßig damit einreiben.

Haarfestiger

Haarfestiger sollen der Frisur Halt geben und den Haaren natürlichen Glanz verleihen, ohne dass die Frisur „gestylt" aussieht. Natürliche Substanzen sind dazu hervorragend geeignet und unsere Großmütter haben Haarfestiger selbst hergestellt.

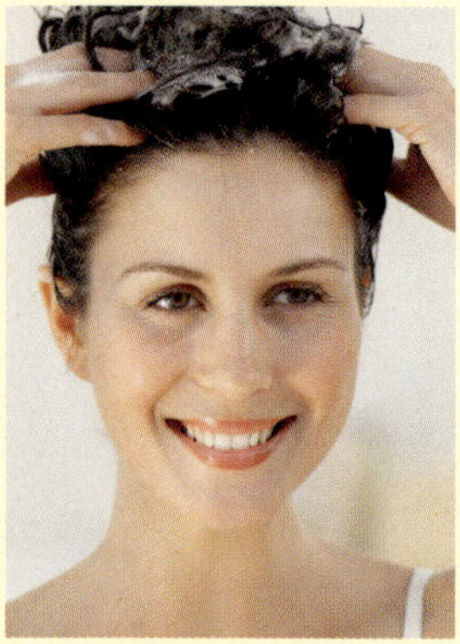

Ein Haarfestiger rundet Ihre Haarpflege ab.

Bierfestiger

Bier ist als Haarfestiger hervorragend geeignet und verleiht dem Haar auch einen wunderbaren Glanz. Zudem wirkt die Bierbehandlung pflegend und kräftigend. Keine Sorge: Das Haar wird durchaus nicht klebrig, und der Biergeruch verfliegt im Nu!
So wird's gemacht: Einfach nach dem Waschen eine Tasse Bier über das ganze Haar verteilen und nicht wieder ausspülen.

Honigfestiger

Aus Honig lässt sich ebenfalls ein schonender und dabei wirksamer Haarfestiger herstellen, der das Haar keineswegs klebrig, sondern glänzend und füllig macht. Honigfestiger ist für jedes Haar geeignet.

So wird's gemacht: Einen Teelöffel Honig (bei kurzem Haar etwas weniger, bei langem Haar mehr) in ¼ l warmem Wasser vollständig auflösen, einen Spritzer Obstessig dazugeben. Nach dem Waschen und Spülen in Haar und Kopfhaut einmassieren.

Haartönungen

Mit Haartönungen bringt man Frische und Abwechslung ins Haar. Die Natur hält zahlreiche Haartönungen bereit, die nicht nur unschädlich sind, sondern das Haar sogar pflegen.

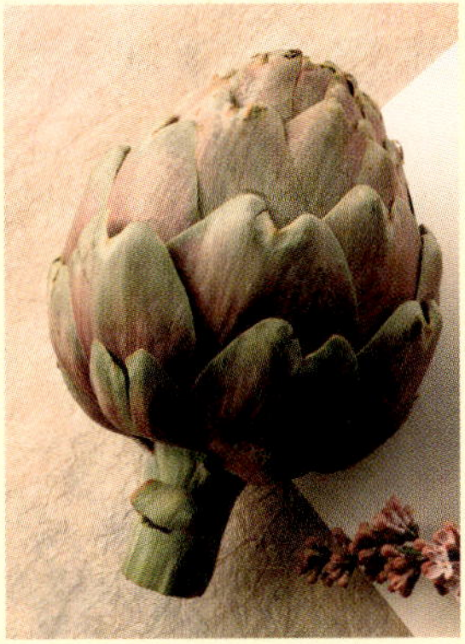

Die Artischocke, eine distelartige Gattung der Korbblütler, ist eine beliebte Gemüsepflanze. Für kosmetische Zwecke ist das Artischockenkraut geeignet, das man in der Apotheke erhält.

Artischockentönung

Diese Tönungsspülung intensiviert braunes und dunkelblondes Haar. Das Haar erhält einen schönen warmen Braunton.
So wird's gemacht: Zwei Handvoll Artischockenkraut mit ½ l kochendem Wasser übergießen und 15 Minuten leicht sieden lassen. Durch Kaffeefilterpapier abgießen und die Flüssigkeit gut in das gewaschene und gespülte Haar einmassieren.

Hennatönung

Die Hennatönung ist wohl am aufwändigsten, hält aber auch am längsten (mindestens sechs Wochen). Die durch die Anwendung von Henna entstehenden Rotnuancen sind je nach Beschaffenheit des Haares und nach Einwirkungsdauer unterschiedlich. Am stärksten wirkt Henna bei hellem und gebleichtem Haar. Hier ist Vorsicht geboten, da sonst eine unschöne Karottenfarbe entsteht. Bei Haar, das vorher mit chemischen Mitteln gefärbt oder behandelt wurde, kann außerdem eine ungleichmäßige Tönung auftreten. Ansonsten kann man mit Henna wunderschön natürliche Rottöne erzielen. Henna ist außerdem – im Gegensatz zu vielen chemischen Tönungen – für das Haar vollkom-

Hennablätter, die man in Apotheken und Drogerien in pulverisierter Form erhält, stammen von einem afro-asiatischen Strauch, der bereits seit Jahrtausenden für die Schönheitspflege genutzt wird. Um eine Rottönung des Haares zu erzielen, verwendet man „Henna rotfärbend". Achten Sie darauf, dass das Pulver gelblich-grün ist – nur dann ist es wirklich frisch.

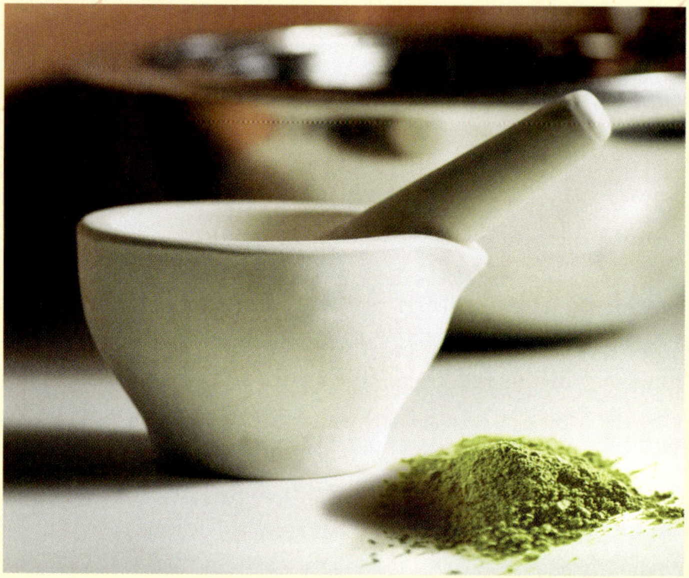

men unschädlich und wirkt sogar pflegend und verbessernd auf die Haarstruktur. Nicht zuletzt ist es sehr preisgünstig!

Bevor Sie eine Hennatönung ausprobieren, sollten Sie zunächst einmal ermitteln, wie Henna auf Ihr Haar wirkt. Schneiden Sie dazu eine kleine Haarsträhne ab und bestreichen Sie sie mit in heißem Wasser angerührtem Hennabrei. Nach einer halben Stunde wird sie ausgewaschen. Nach dem Trocknen können Sie dann genau sehen, ob die Tönung zu Ihrer Zufriedenheit ausfällt oder ob der Brei länger oder kürzer einwirken muss. Bei dunklem Haar muss man unter Umständen mit drei bis vier Stunden Einwirkungszeit rechnen, die Farbe verliert sich dann aber auch erst nach sechs oder acht Wochen.

So wird's gemacht: Die Haare zunächst gut durchwaschen und spülen. Dann das Hennapulver mit heißem Wasser zu einem dickflüssigen Brei verrühren, der gerade noch vom Löffel fließt.

Das Haar in Partien scheiteln und den Brei nach und nach auftragen, bis das ganze Haar bedeckt ist. Ein Duschhäubchen drübersetzen und mit einem Handtuch umwickeln – je wärmer der Kopf gehalten wird, desto besser ist die pflegende und tönende Wirkung. 15 Minuten bis drei Stunden (oder länger) einwirken lassen, sehr gründlich ausspülen und nochmals leicht waschen und spülen.

Kornblumentönung

Kornblumen eignen sich sehr gut für eine Farbspülung, die grauem Haar einen schönen Glanz und einen leicht bläulichen Schimmer verleiht.

So wird's gemacht: Zwei Handvoll Kornblumenblüten mit ¼ l kochendem Wasser übergießen. Das Gefäß zudecken und die Flüssigkeit drei Stunden ziehen lassen und danach durch ein Küchensieb abseihen. Nach dem Waschen und Spülen das Haar leicht antrocknen lassen und die Spülung ins Haar einmassieren.

Rhabarbertönung

Rhabarber ist ein natürliches Blondiermittel, das das Haar auch pflegt und nährt.

So wird's gemacht: Drei Handvoll Rhabarberwurzeln sehr fein mahlen (mit einer elektrischen Kaffeemühle). Den abgefilterten Saft einer Zitrone und einen Spritzer reines Olivenöl (aus der Apotheke) darunterrühren. Unter ständigem Rühren so viel heißes Wasser langsam dazugeben, dass ein streichfähiger Brei entsteht. 15 Minuten stehen lassen, dann noch etwas heißes Wasser darunterrühren. Diesen Brei nach dem Haarewaschen und -spülen gleichmäßig auf dem Haar verteilen. Eine Plastikhaube darübersetzen und mit einem Handtuch umwickeln. 30 bis 60 Minuten einwirken lassen. Dann nochmals wie gewohnt waschen und spülen.

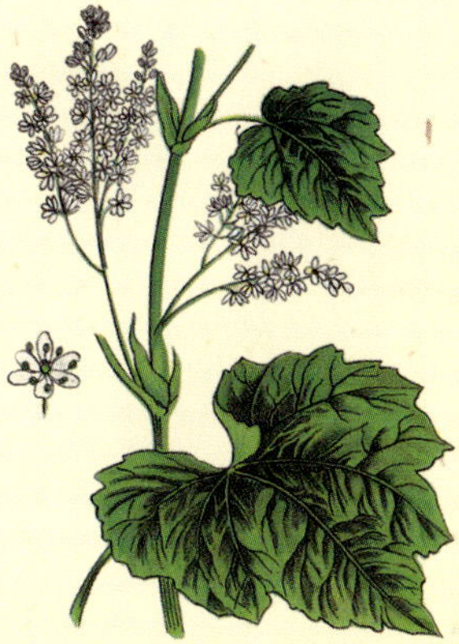

Sandelholztönung

Rotes Sandelholz erhalten Sie in der Apotheke. Es eignet sich sehr gut für eine Haartönung bei dunklem und brünettem Haar.
So wird's gemacht: Zwei Handvoll Sandelholz in einen Topf geben und mit ¼ l Wasser übergießen. So lange kochen lassen, bis das Wasser sich rot färbt. Dann abgießen und die Flüssigkeit als letzte Spülung nach dem Haarewaschen verwenden. Kräftig ins Haar einmassieren.

Teetönung

Dunkles Haar erhält durch eine Tönung mit schwarzem Tee einen satten Farbton.
So wird's gemacht: Einen Teebeutel mit einer Tasse kochendem Wasser aufgießen, 30 Minuten ziehen lassen und das Haar damit übergießen. Nicht mehr ausspülen.

Walnusstönung

Walnussschalen tönen sehr intensiv. Sie ergeben einen warmen Braunton.
So wird's gemacht: Drei Handvoll Walnussschalen in der elektrischen Kaffeemühle zu feinem Pulver zerkleinern. Einen kleinen Spritzer Olivenöl (aus der Apotheke) dazugeben und so viel heißes Wasser, dass ein streichfähiger Brei entsteht. Das Haar waschen und mit einem Handtuch abtrocknen. Sollte der Nussschalenbrei zu trocken geworden sein, noch etwas heißes Wasser dazugeben. Den Brei dann auf das handtuchtrockene Haar verteilen, eine Plastikhaube aufsetzen und ein Handtuch um den Kopf wickeln. Je nach gewünschter Farbintensität die Tönung 15 bis 30 Minuten einwirken lassen. Dann das Haar gründlich waschen und wie gewohnt spülen.

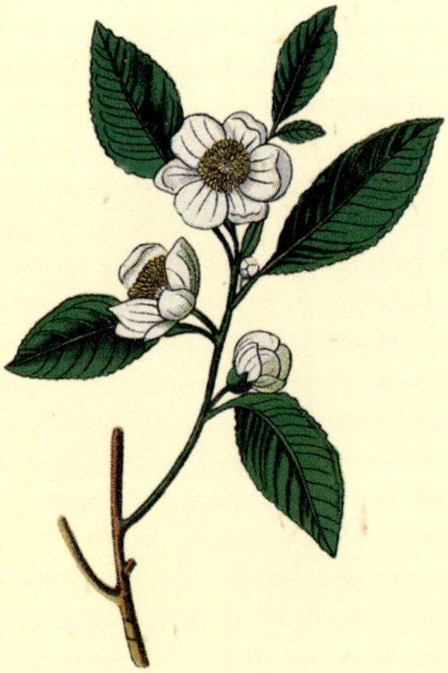

KAPITEL 3

Natürliche Gesichtspflege für jeden Hauttyp

Unser Gesicht ist ständig vielerlei Einflüssen ausgesetzt: trockener Heizungsluft, Sonnenstrahlen, Wind und Wetter. Auch das Alter hinterlässt zuallererst in unserem Gesicht seine Spuren. Durch eine natürliche, gezielte Pflege kann man der Haut jedoch sehr viel Gutes tun und sie vor schädigenden Einflüssen schützen. Seit Jahrtausenden und überall auf der Welt haben sich die Menschen hierzu aus dem Garten der Natur bedient.

Die Haut – ein sensibles Sinnesorgan

Die Haut ist das größte Organ des menschlichen Körpers und fungiert gleichzeitig als Klimaanlage, chemische Fabrik und Vorratsspeicher. Sie bildet die äußere Hülle des Menschen gegen die Außenwelt und ist gleichzeitig Verbindung zur Außenwelt. Wir sprechen davon, dass wir ein „dickes Fell" haben, „dünnhäutig" sind oder dass uns etwas „unter die Haut" geht. Alle diese Ausdrücke machen deutlich, in wie großem Maße von außen kommende Reize die Haut betreffen und dass sie dadurch dem Menschen äußerst komplexe Erfahrungen vermitteln kann.

Die Aufgaben und Funktionen der Haut sind sehr vielfältig. Wenn man auch nicht behaupten kann, dass der Mensch sich „häutet" wie etwa eine Schlange, so ändert die Haut doch dauernd ihre Beschaffenheit, indem sie abgestorbene Zellen abstößt (bis zu sechs Gramm am Tag) und gleichzeitig neue Zellen bildet.

Großmutters Tipp:

Sie tun Ihrem Körper viel Gutes und erleichtern ihm die Wärmeregulierung, wenn Sie Kleidung aus Naturmaterialien, wie Baumwolle oder Leinen, tragen. In synthetischen Materialien kommt es leicht zu einem Hitzestau; nicht nur der Geruchsbildung, sondern auch Ekzemen wird dabei Vorschub geleistet.

Das Schwitzen – die Wärmeregulierung

Der Wärmehaushalt unseres Körpers wird dadurch reguliert, dass die Haut sich ständig den Außentemperaturen anpasst. Sinkt die Außentemperatur, so verengen sich die feinen Blutgefäße der Lederhaut und reduzieren so den Wärmeverlust. Bei ansteigenden Außentemperaturen erweitern sie sich und verhindern so eine Überhitzung des Körpers. Die Haut sorgt so für den Wärmeausgleich des gesamten Organismus. Der gesunde Körper hat die Fähigkeit, alle von außen kommenden Kälte- und Hitzereize so auszugleichen, dass

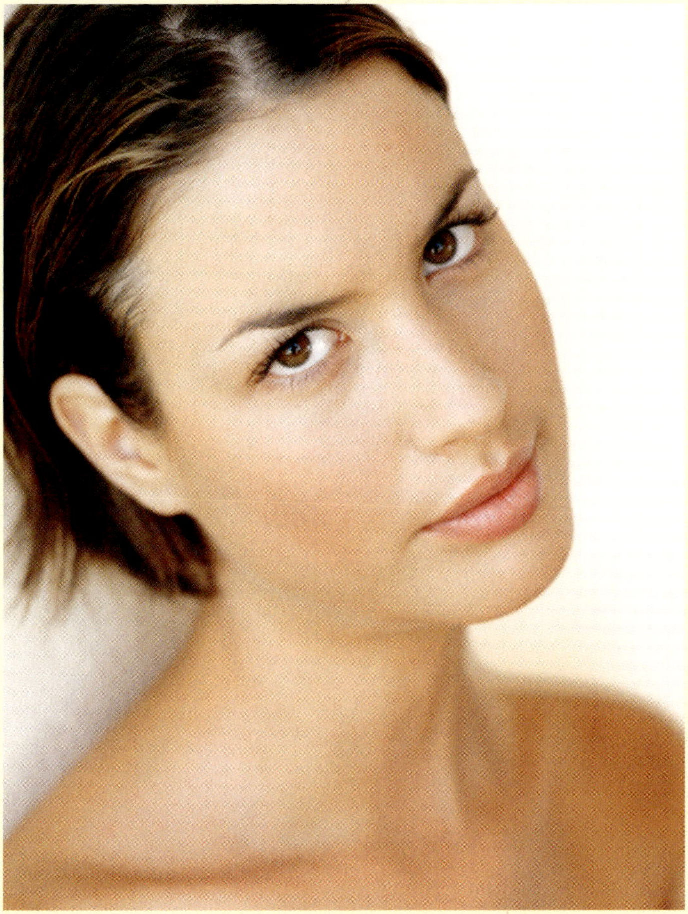

Die Beschaffenheit der Haut wird nicht nur von äußeren Einflüssen, sondern auch vom körperlichen und seelischen Gesamtzustand eines Menschen bestimmt. Der Zustand der Haut ist das Merkmal des inneren Wohlbefindens oder – wie mitunter sogar gesagt wird – der Spiegel der Seele. Dies gilt in besonderem Maße von der Gesichtshaut, die zudem sämtlichen Umwelteinflüssen mehr oder weniger schutzlos ausgesetzt ist und weit mehr Hautprobleme aufweist als der restliche Körper.

die normale Körpertemperatur von 37 °C konstant bleibt. Um diese normale Körpertemperatur zu erhalten, gerät unser Körper manchmal ins Schwitzen. Durch die Verdunstung des Schweißes wird der Körper auf seine Normaltemperatur „zurückgekühlt". Wäre dies nicht der Fall, käme es durch Überhitzung schnell zum Kollaps.

Der Säuremantel – ein Schutzmechanismus

Die gesunde Haut ist von einer natürlichen Bakterienflora bedeckt. Diese dient der Vernichtung bzw. Unschädlichmachung von Keimen, die aus der Außenwelt auf den Körper eindringen. Kosmetische Präparate, die die Haut angeblich „klinisch rein" machen, sind also eine Gefahr für die Gesundheit, da sie auch die natürlichen Bakterien vernichten. Diese Gefahr besteht auch bei der Verwendung vieler anderer industriell hergestellter Schönheitsmittel. Diese müssen – um lange haltbar zu sein – mit Konservierungsstoffen versetzt werden, welche stark desinfizierend wirken und dadurch störend in den normalen biologischen Haushalt der Haut eingreifen.

Regelmäßige Gesichtspflege ist kein Luxus, sondern unverzichtbar für eine gepflegte Haut. Stimmen Sie Ihre Pflegeprodukte immer auf Ihren Hauttyp ab.

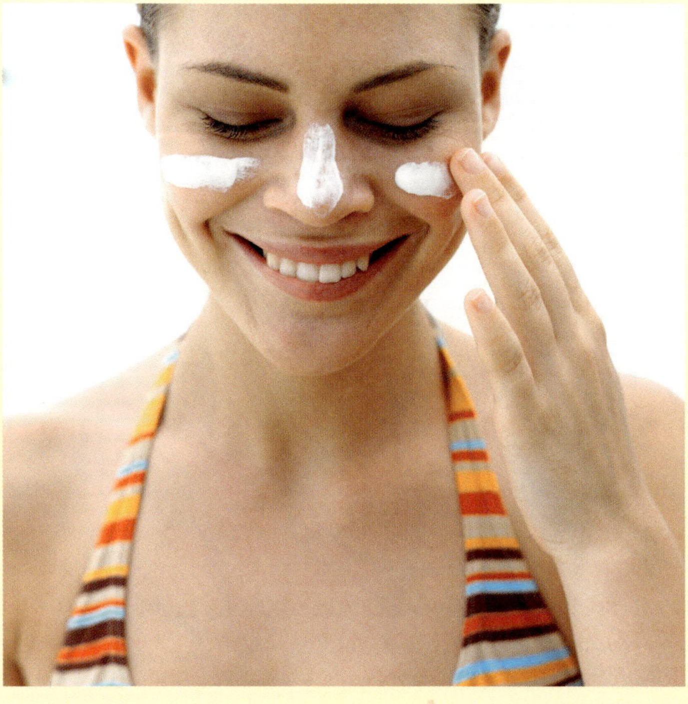

Hauttypgerechte Pflege

Welcher Hauttyp sind Sie?

Um eine gezielte und wirklich verschönernde Hautpflege durchführen zu können, müssen Sie zunächst einmal feststellen, zu welchem Hauttyp Sie gehören. Für einen solchen Hauttest benötigen Sie nichts weiter als ein Stück Seidenpapier. Am besten ist es, diesen Test morgens durchzuführen. Reinigen Sie am Abend vorher Ihr Gesicht gründlich, aber verwenden Sie keine Creme. Am Morgen legen Sie – noch bevor Sie Ihr Gesicht waschen – das Seidenpapier fest auf Ihr Gesicht auf. Dann nehmen Sie das Papier ab.

– Wenn sich auf dem Papier dann nur geringfügige Abdrücke zeigen, ist Ihre Haut normal.
– Wenn sich auf dem Papier keine Abdrücke zeigen, ist Ihre Haut trocken und wird in den meisten Fällen auch recht empfindlich sein.
– Wenn sich auf dem Papier überall starke Abdrücke zeigen, ist Ihre Haut fettig.
– Wenn sich auf dem Papier nur Abdrücke an Stirn, Nase und Kinn zeigen, haben Sie eine Mischhaut.

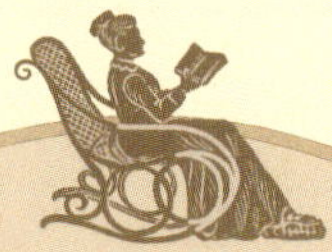

Großmutters Tipp:

Seien Sie sensibel im Umgang mit Ihrer Haut. Achten Sie bewusst auf Veränderungen, überlegen Sie, ob diese in Zusammenhang mit veränderten Klimabedingungen, Ernährung oder Stress auftreten, und reagieren Sie durch mögliche Anpassungen.

Der Hauttyp jedes Menschen verändert sich mit den Jahren – die zarte Baby- und Kinderhaut wird während der Pubertät aufgrund der hormonellen Umstellungen im Körper häufig unrein und problematisch. Nach dieser Zeit verschwinden die schlimmsten Probleme (Pickel, Akne usw.) von selbst. Fettige Haut verändert sich mit zunehmendem Alter – das einen Austrocknungsprozess der Haut mit sich bringt – ebenfalls und wird oft zu ausgesprochen trockener Haut.

Die Pflege der normalen Haut

– Zum Reinigen darf Seife verwendet werden; sie sollte sehr milde und möglichst fetthaltig sein.
– Zum Stimulieren ist ein Gesichtswasser mit niedrigem Alkoholgehalt empfehlenswert.
– Die Tagescreme ist vorzugsweise leicht und wenig fetthaltig.
– Die Nachtcreme sollte pflanzliche Öle enthalten.

Die Pflege der trockenen Haut

– Verzichten Sie bei der Gesichtsreinigung auf Seife.
– Verwenden Sie kein ganz heißes oder ganz kaltes Wasser.
– Wenden Sie statt Dampfbädern lieber Kompressen an.
– Zum Stimulieren ist ein mildes Gesichtswasser mit wenig Alkohol geeignet.
– Die Tagescreme ist idealerweise leicht ölhaltig.
– Die Nachtcreme sollte pflanzliche Öle enthalten.

Die Pflege der fettigen Haut

– Verwenden Sie zum Reinigen Wasser und Seife (bei sehr unreiner, aber ziemlich unempfindlicher Haut ist Seife mit Schwefel- oder Teerzusätzen empfehlenswert).
– Geben Sie Borax ins Waschwasser.
– Zur Gesichtsreinigung vor dem Waschen ist auch Babyöl zu empfehlen.
– Zum Stimulieren sind alkholhaltige Gesichtswässer erlaubt, zwischendurch aber auch immer einmal sauer wirkende Gesichtswässer (z. B. mit Zitrone) oder solche, die entzündungshemmend wirken (mit Zusätzen von Thymian oder Pfefferminze).

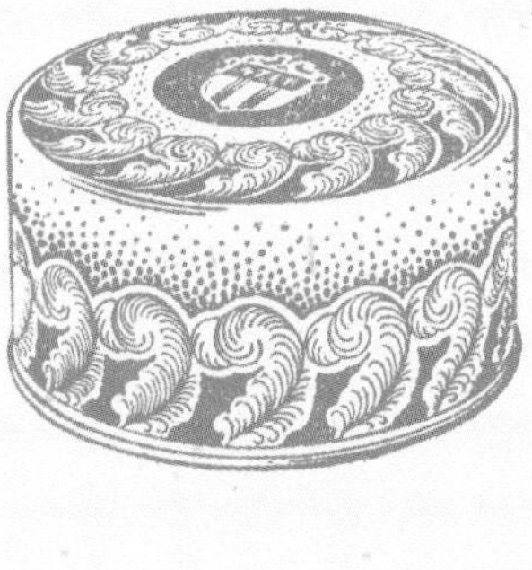

– Als Tagescreme empfiehlt sich eine Feuchtigkeitscreme.
– Die Nachtcreme sollte pflanzliche Öle enthalten und nur jede zweite Nacht verwendet werden.

Die Pflege der Mischhaut

Die fettigen und die trockenen Hautpartien müssen getrennt behandelt werden – mit Pflegemitteln für die fettige bzw. für die trockene Haut.

Altbewährte natürliche Rezepte für die Gesichtspflege

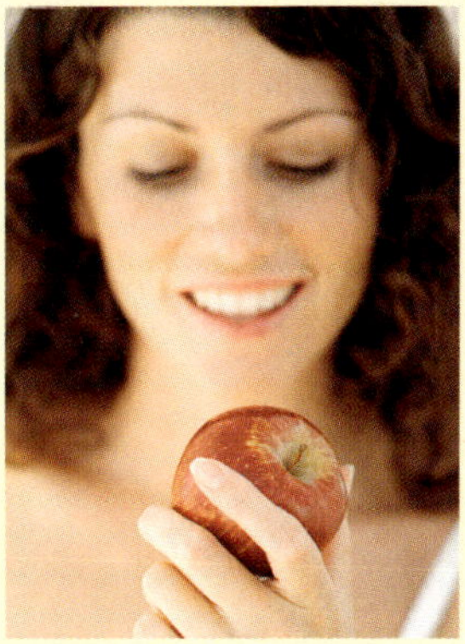

Äpfel machen schön – sowohl als regelmäßiges vitaminreiches Nahrungsmittel wie auch als äußerlich angewandte Apfelpackung.

Eine Gesichtsmaske bzw. Gesichtspackung ist eine ideale Ergänzung zu anderen Gesichtspflege-Produkten. Während einer Gesichtsmaske werden selbst tiefe Hautschichten mit Feuchtigkeit versorgt. Nach der Verwendung einer Gesichtsmaske wirkt die Haut frisch, top gepflegt und sehr rein.

Apfelpackung

Äpfel sind nicht nur reich an Vitaminen, sondern auch an Pektinen, Säuren, Enzymen und Mineralsalzen. Sie sind ein wertvolles Schönheits- und Gesundheitsmittel, das sowohl innerlich als auch äußerlich angewendet werden kann. Probieren Sie äußerlich die folgenden Rezepte:

1. Einen geriebenen Apfel mit einem Esslöffel süßer Sahne verrühren, auf das gereinigte Gesicht auftragen und nach 30 Minuten lauwarm abwaschen.
2. Einen geriebenen Apfel mit einem Teelöffel Honig verrühren. Die Masse auf das gereinigte Gesicht auftragen und nach 30 Minuten lauwarm abwaschen.

Aprikosenpackung

Aprikosen, die reich an Vitamin A sind, machen die Haut geschmeidig und frisch, da sie die Durchblutung fördern. Sie sind für jeden Hauttyp geeignet.

So wird's gemacht: Eine halbe geschälte Aprikose zerdrücken und mit einem Teelöffel der üblicherweise verwendeten Nährcreme und einigen Tropfen Pflanzenöl (Oliven-, Weizenkeim-, süßes Mandel- oder Avocadoöl aus der Apotheke) verrühren. Die Masse auf das gereinigte Gesicht auftragen, 15 Minuten einwirken lassen, lauwarm abspülen.

Avocadoölpackung

Schneiden Sie in ein gesichtsgroßes Stück Watte Löcher für Mund und Nase und tränken Sie die Watte dann mit angewärmtem Öl. Lassen Sie das Öl 30 Minuten einwirken und tupfen das überschüssige Fett dann mit einem Papiertuch ab.
Auch für die Hals- und Augenpflege ist Avocadoöl besonders gut geeignet. Klopfen Sie jeden Abend etwas Öl in diese Hautpartien ein, lassen Sie es 30 Minuten einwirken und tupfen Sie

Viele Zutaten für die Gesichtspflege haben Sie in Ihrer Küche vorrätig, andere finden Sie in Ihrem Garten oder bei einem Spaziergang in der Natur. Ungewöhnlichere Zutaten erhalten Sie in der Apotheke.

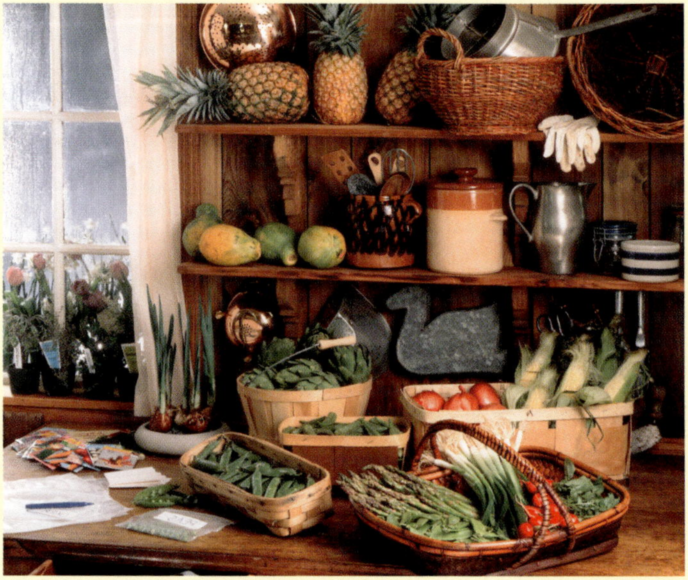

das überschüssige Öl mit einem Papiertuch ab. Die Wirkung wird verstärkt, wenn das Öl leicht angewärmt ist.

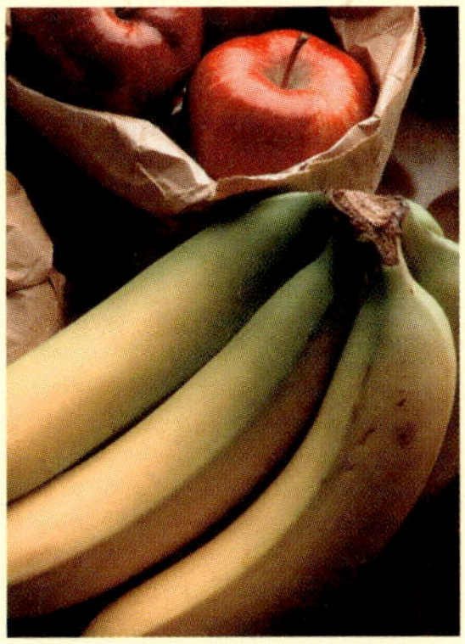

Bananen sind besonders für die trockene, empfindliche Gesichtshaut empfehlenswert.

Bananenpackung

Bananen enthalten neben Kalzium und Eisen reichlich Vitamine und stellen eine wahre Schönheitskost dar. Aber auch äußerlich angewandt kommen sie der Schönheit zugute. Ihr Fettgehalt wirkt sich positiv auf die Talgdrüsen aus, und die in Bananen enthaltene Fruchtsäure steigert die Hautspannung.

So wird's gemacht: Einfach eine Banane zerdrücken, auf das gereinigte Gesicht auftragen und 15 Minuten einwirken lassen. Die Wirkung wird gesteigert, wenn man dem Bananenbrei etwas süße Sahne oder Quark beimischt.

Packung gegen Halsfalten

Eine halbe überreife Banane mit der Gabel zerdrücken und mit einem Esslöffel Mandelkleie und so viel süßem Mandelöl vermischen, dass eine streichfähige Masse entsteht. Dick auf den gereinigten Hals auftragen und mit einem Tuch umwickeln. Über Nacht einwirken lassen. Am nächsten Morgen lauwarm abwaschen und Nährcreme in die Halshaut einklopfen.

Beinwellkompresse

Dieses zu den Borretschgewächsen gehörende Heilkraut enthält neben ätherischen Ölen das heilungsfördernde Allantoin. Beinwell ist deshalb besonders zur Pflege der empfindlichen, entzündeten Haut geeignet. Sie finden Beinwell an Grabenrändern, können die getrockneten Wurzeln aber auch in der Apotheke kaufen.

So wird's gemacht: Zwei Teelöffel Beinwellwurzeln in ¼ l Wasser aufkochen, 15 Minuten ziehen lassen, dann abseihen. In dem Absud ein kleines Frottiertuch auswringen und auf das gereinigte Gesicht legen.

Honigpackungen

Honig hat sehr positive Eigenschaften für die Hautpflege, er wirkt nährend und ausgleichend.

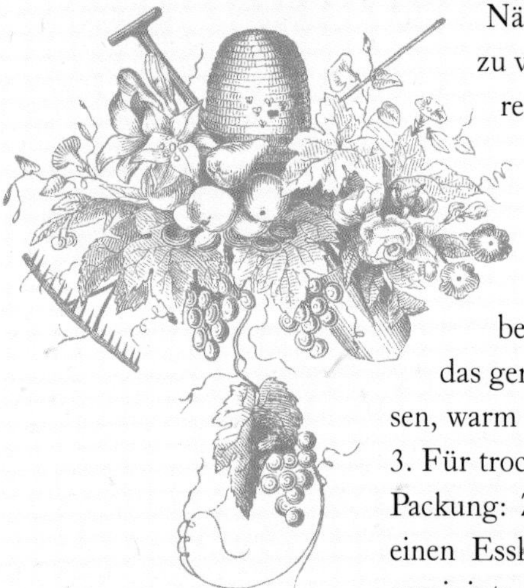

1. Am einfachsten ist es, einen Teelöffel Honig, einen Teelöffel Nährcreme und einen Spritzer Zitronensaft miteinander zu verrühren. Die so entstandene Masse wird auf das gereinigte Gesicht aufgetragen; sie sollte 30 Minuten einwirken und wird dann warm abgewaschen.
2. Reinigend und nährend zugleich ist folgende Maske: Zwei Esslöffel Honig im Wasserbad erwärmen, zwei Esslöffel Weizenkleie und den Saft einer halben Zitrone darunterrühren. Die Masse noch warm auf das gereinigte Gesicht auftragen. 30 Minuten einwirken lassen, warm abwaschen und kalt nachspülen.
3. Für trockene Haut eignet sich besonders eine Honig-Quark-Packung: Zwei Esslöffel Honig im Wasserbad erwärmen und einen Esslöffel Quark darunterrühren. Die Packung auf das gereinigte Gesicht auftragen; 30 Minuten einwirken lassen und warm abwaschen.

Bierhefepackung

Bierhefe – in Pulverform in Apotheken und Reformhäusern erhältlich – ist ein natürliches Konzentrat aus lebenswichtigen B-Vitaminen. Für die äußere Anwendung ist besonders der hohe Gehalt an Eiweiß und Säuren interessant, der Bierhefe zu einem idealen Kosmetikum für müde und abgespannte Haut macht, etwa in Form einer Nähr- und Erfrischungsmaske.

So wird's gemacht: Einen Teelöffel Bierhefe, einen Esslöffel Hafermehl (aus dem Reformhaus) und etwas Milch zu einem streichfähigen Brei verrühren und diesen auf das gereinigte Gesicht auftragen. 15 Minuten einwirken lassen und mit viel warmem Wasser abspülen.

Birkenkompresse

Die Wirkstoffe der Birkenblätter dringen tief in die Poren der Haut ein. Ihre ätherischen Öle wirken entwässernd und entschlackend und haben eine antiseptische Wirkung. Daher eignen sich Birkenkompressen vor allem zur Behandlung fettiger, unreiner Haut.

So wird's gemacht: Eine Handvoll Birkenblätter mit ¼ l kochendem Wasser übergießen, abkühlen lassen, abseihen. Ein kleines Frottiertuch in dem Absud auswringen und auf das gereinigte Gesicht legen. 15 Minuten einwirken lassen.

Birnenpackung

Birnen schmecken nicht nur ausgezeichnet, sie sind auch ideale Feuchtigkeitsspender für müde, trockene Haut. Für eine erfrischende Gesichtsmassage wird das Gesicht sanft mit einer halbierten Birne massiert. Als Pflege ist eine Feuchtigkeitspackung empfehlenswert.

So wird's gemacht: Eine weiche, saftige Birne schälen und zerdrücken. Den Brei auf das gereinigte Gesicht auftragen. Dem Brei kann – um die pflegende Wirkung noch zu verstärken – etwas süße Sahne oder Quark zugesetzt werden. 15 Minuten einwirken lassen, lauwarm abspülen.

Borretschkompresse

Borretsch – auch Gurkenkraut genannt – ist eine beliebte Gewürzpflanze. Sie enthält Schleim- und Gerbstoffe, außerdem einige ätherische Öle, und ist besonders für die Pflege welker, schlecht durchbluteter Haut zu empfehlen.

So wird's gemacht: Zwei Esslöffel Borretsch mit ¼ l kochendem Wasser übergießen. Zehn Minuten ziehen lassen, dann durch Kaffeefilterpapier abseihen. In dem Sud ein kleines Frottiertuch auswringen und auf das gereinigte Gesicht auflegen.

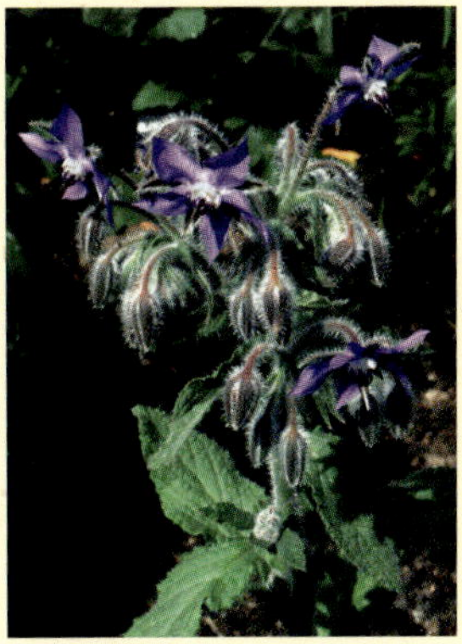

Borretsch – nicht nur zum Würzen, auch für die Schönheitspflege geeignet.

Brennnesselkompresse

Diese Kompresse wirkt vor allem gegen Mitesser und fettige, unreine Haut.
So wird's gemacht: Eine kleine Handvoll Brennnesseln mit ¼ l Wasser übergießen, fünf Minuten ziehen lassen, abseihen. In der Flüssigkeit ein kleines Frottiertuch auswringen und auf das gereinigte Gesicht auflegen.

Brombeerblätterkompresse

Die Gerbstoffe enthaltenden Brombeerblätter wirken hautklärend und porenverengend und sind deshalb besonders gut für die großporige, unreine Haut geeignet.
So wird's gemacht: Eine kleine Handvoll Brombeerblätter mit ¼ l kochendem Wasser übergießen, 15 Minuten ziehen lassen, dann abseihen. In dem Absud ein kleines Frottiertuch auswringen und dieses auf das gereinigte Gesicht auflegen.

Butter-Pflegecreme

Butter ist ein idealer Feuchtigkeitsspender und deshalb hervorragend für die Pflege trockener und spröder Haut geeignet. Eine „Buttercreme" bleibt im Kühlschrank zwei bis drei Tage frisch.
So wird's gemacht: Einen Teelöffel handwarme Butter verrühren, einen Teelöffel der gewohnten Nährcreme und einen Spritzer Zitronensaft dazugeben.

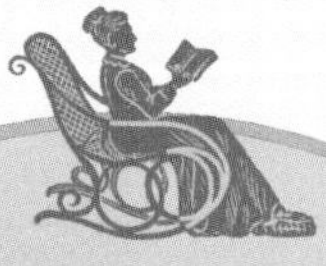

Großmutters Tipp:

Der regelmäßige Verzehr von Butter, die das für die Haut so wertvolle „Schönheitsvitamin" A enthält und außerdem Stearin, Palmitin und Olein, sorgt für einen zarten, samtigen Teint.

Lippenpomade

Rissige, gesprungene Lippen werden schnell wieder zart, wenn man sie zwischendurch immer wieder einmal mit etwas Butter bestreicht.

Hilfe bei Sonnenbrand

Ein Sonnenbrand lässt sich lindern, wenn man die betroffenen Körperstellen sanft mit ungesalzener Butter einreibt.

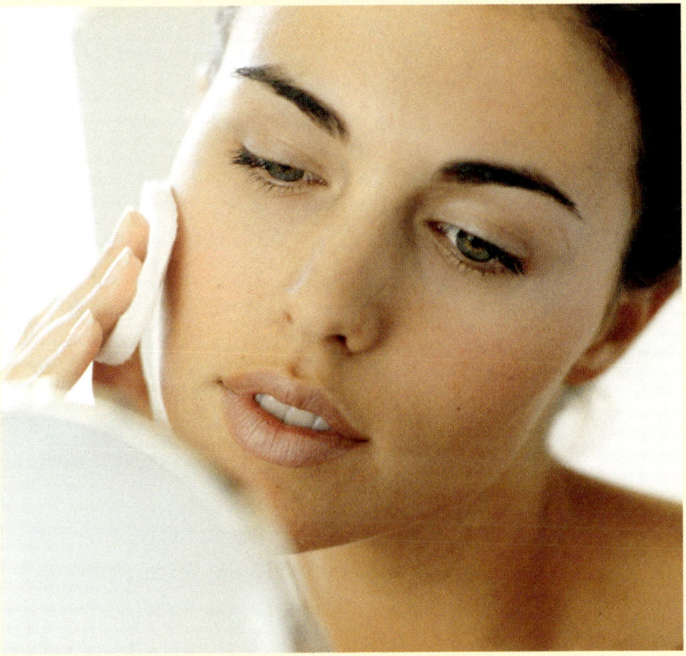

Empfindliche Gesichtshaut ist dankbar, wenn man sie statt mit Wasser mit einem in Buttermilch getauchten Wattepad reinigt.

Buttermilchpflege

Buttermilch ist innerlich wie äußerlich angewandt ein wertvoller Nährstoffspender. Regelmäßige Waschungen mit Buttermilch helfen gegen Sommersprossen. Auch einen Sonnenbrand kann man lindern, wenn man die betroffenen Stellen sanft mit Buttermilch betupft. Bei geröteten Augen empfehlen sich Buttermilchkompressen, die im Nu wirken. Dazu werden einfach zwei Wattebäusche in Buttermilch getränkt und für mindestens fünf Minuten aufgelegt.

Eigelbpackungen

Eigelb ist ein wahres Nährstoffpaket und für die Gesichtspflege ideal. Diese Packungen sind besonders gut zur Pflege von trockener Haut geeignet.

1. Ein Eigelb, einen Teelöffel Honig und ein paar Tropfen reines Pflanzenöl (Oliven-, Avocado-, Weizenkeim- oder süßes Mandelöl aus der Apotheke) verrühren. Mit dem Pinsel auf das gereinigte Gesicht auftragen und nach 30 Minuten mit warmem Wasser abspülen.

2. Ein Eigelb, etwas süßes Mandelöl und einen Spritzer Zitronensaft verrühren. Mit dem Pinsel auf das gereinigte Gesicht auftragen und nach 15 Minuten warm abwaschen.

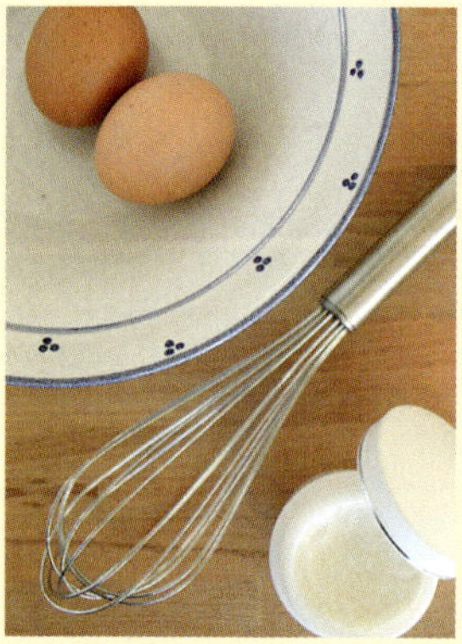

Einweißmasken sind ideal, wenn zu einem besonderen Anlass die Haut in kürzester Zeit frisch und klar aussehen soll.

Packung gegen Halsfalten

Ein Eigelb und einen Esslöffel Olivenöl verrühren, tropfenweise den Saft einer halben Zitrone dazurühren. Diese Mischung auf den gereinigten Hals auftragen und nach 30 Minuten lauwarm abwaschen.

Anschließend eine in kaltes Wasser getauchte elastische Binde möglichst fest um den Hals wickeln, eine Stunde einwirken lassen, dann den Hals mit Nährcreme massieren. Bei starker Faltenbildung sollte diese Behandlung alle zwei Tage wiederholt werden.

Eiweißmasken

Eiweißmasken wirken spannend und porenverengend, sind also besonders für fettige, großporige Haut geeignet. Die Haut wird allerdings durch die starke Spannung ziemlich beansprucht, so dass man die Masken nicht zu häufig anwenden sollte – ein- bis zweimal in der Woche ist genug.

1. Eiweiß direkt auf die gereinigte Haut auftragen, nach zehn Minuten lauwarm abspülen.

2. Ein Eiweiß mit einem Spritzer Zitronensaft schlagen, auf die gereinigte Haut auftragen, zehn Minuten einwirken lassen und mit lauwarmem Zitronenwasser (Saft einer halben Zitrone auf 1 l Wasser) abspülen.
3. Sehr viel milder wirkt die folgende Maske, die jeden Hauttyp erfrischt: Ein Eiweiß zu Schnee schlagen und mit einem Teelöffel der gewohnten Nährcreme verrühren. Auf das gereinigte Gesicht auftragen, 15 Minuten einwirken lassen, lauwarm abspülen.

Fenchelpackung

Fenchel hat sich nicht nur bei Magen-Darm-Problemen bewährt, sondern wirkt äußerlich angewandt auch gegen Gesichtsfalten. *So wird's gemacht:* In einer Tasse Fencheltee einen Teelöffel Honig verrühren. In dieser Flüssigkeit ein Mull- oder Gazestück tränken und auf das gereinigte Gesicht auflegen. 15 Minuten einwirken lassen.

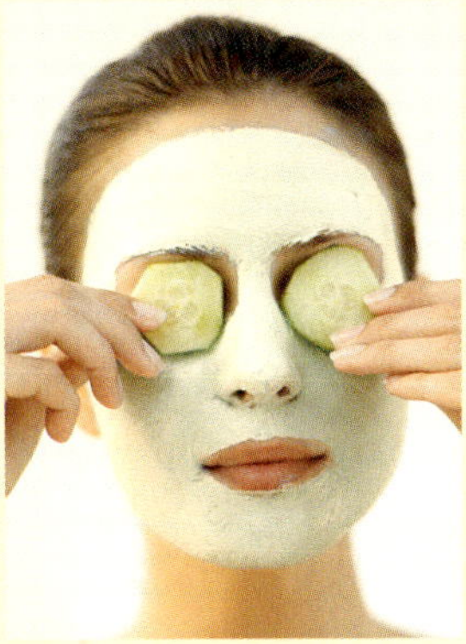

Werfen Sie Gurkenschalen nie fort, ohne vorher ausgiebig das Gesicht damit zu massieren.

Gurkenpackungen

Salatgurken erfrischen und beleben jede Haut. Gurken enthalten Schwefel, die Vitamine A und C, Schleimstoffe und Enzyme. Sie wirken glättend und straffend.

Pflegepackung für jeden Hauttyp

Ein Stück Gurke mit einer Reibe oder im Mixer zerkleinern und zwei Esslöffel davon mit einem Esslöffel Quark mischen. Den Brei auf das gereinigte Gesicht auftragen, 15 Minuten einwirken lassen. Lauwarm abwaschen.

Packungen gegen grosse Poren und fettige, unreine Haut

1. Gurkenscheiben auf Gesicht und Hals verteilen, eine feuchte Kompresse darüber legen und 15 Minuten einwirken lassen.

2. Eine halbe Gurke im Mixer oder mit einer Reibe zerkleinern. Den Brei mit einem Spritzer Zitronensaft und einem Esslöffel Eiweiß vermischen. Auf das gereinigte Gesicht auftragen, 15 Minuten einwirken lassen, lauwarm abwaschen und kalt nachspülen.

GURKENPACKUNG FÜR TROCKENE HAUT

Den Saft einer halben Gurke mit feinen Haferflocken vermischen und das Gemisch 15 Minuten lang stehen lassen. Dann auf das gereinigte Gesicht auftragen und 15 Minuten einwirken lassen. Lauwarm abwaschen und kalt nachspülen.

Frisches, klares Wasser ist ein kostbares Gut. Spülen Sie Ihre Haut nicht nur nach einer Gesichtspackung gründlich ab, sondern erfrischen Sie sich auch zwischendurch mit kaltem Wasser.

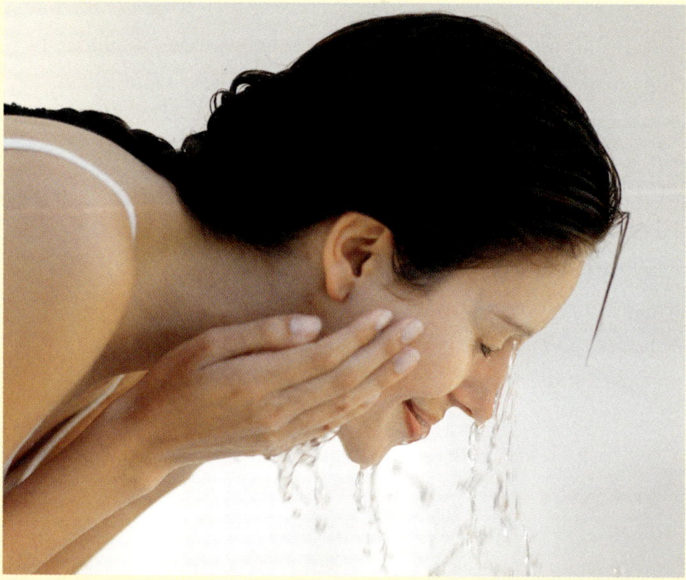

Hafermehlpackung

Hafermehl ist im Reformhaus erhältlich. Es enthält das „Hautvitamin" A. Die folgende Reinigungspackung ist für jeden Hauttyp geeignet.

So wird's gemacht: Einen Esslöffel Hafermehl mit einem Esslöffel Honig, den Sie vorher im Wasserbad erwärmt haben, verrühren. Tropfenweise so viel Milch dazugeben, dass ein streichfähiger Brei entsteht. Diesen auf das gereinigte Gesicht auftragen und nach 15 Minuten Einwirkungszeit mit angefeuchteten Fingern vorsichtig abrubbeln. Lauwarm nachspülen.

Hamamelisbehandlung

Hamamelis enthält wertvolle Inhaltsstoffe für die Hautpflege.

Gesichtskompresse

Eine kleine Handvoll Hamamelisblätter (aus der Apotheke) mit ¼ l kochendem Wasser übergießen, nach dem Abkühlen abseihen. In dem Sud ein kleines Frottiertuch auswringen und auf das gereinigte Gesicht auflegen.

Maske gegen vergrößerte Poren und unreine Haut

Einen halben Teelöffel Hamameliswasser mit zwei Esslöffeln Mandelkleie und so viel Milch vermischen, dass ein streichfähiger Brei entsteht. Diesen auf das gereinigte Gesicht auftragen. Nach 30 Minuten Einwirkungszeit warm abwaschen und kalt nachspülen.

Hefemasken

Hefe ist ein wahres Vitamin-Paket und besonders reich an B-Vitaminen. Die Wirkstoffe in der Hefe tun jeder Haut gut.

Maske gegen fettige Haut

Je einen Esslöffel Hefe und einen Esslöffel Heilerde mit etwas Wasser anrühren und mit dem Pinsel auf das gereinigte Gesicht auftragen. 15 Minuten einwirken lassen, dann das Gesicht mit Buttermilch abwaschen.

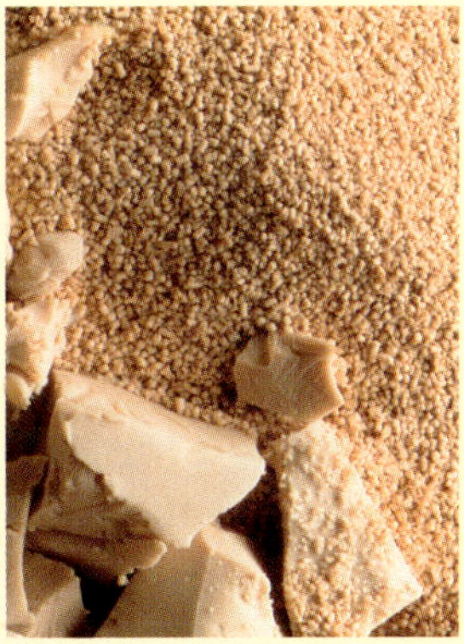

Ganz gewöhnliche Bäckerhefe ist eines der billigsten und dabei wirkungsvollsten Schönheitsmittel.

Hefe-Peeling für jede Haut

Zart und samtweich wird jede Haut durch ein schonendes Hefe-Peeling, das verhornte Hautschüppchen und sonstige Unreinheiten beseitigt.

So wird's gemacht: Ein halbes Stück Bäckerhefe mit lauwarmer Milch verrühren und einen Esslöffel Leinsamenschrot dazugeben. Die Mischung auf das gereinigte Gesicht auftragen und eintrocknen lassen. Dann ganz vorsichtig mit den Fingerspitzen abrubbeln. Lauwarm abspülen. Bei unreiner Haut wird dieses Verfahren einmal wöchentlich, sonst einmal im Monat angewandt.

Joghurtpackungen

Sein hoher Eiweißgehalt macht Joghurt nicht nur zu einer wahren Schönheitskost, sondern auch zu einem wirksamen äußerlich anwendbaren Schönheitsmittel. Wegen seines Gehaltes an Milchsäure ist er ein gutes Mittel gegen fettige, großporige und unreine Haut.

Großmutters Tipp:

Machen Sie Ihren Joghurt doch einmal selbst! Füllen Sie dazu in 1–2 große Schraubgläser (0,5 l) abgekochte, handwarme Milch (35 bis 38 °C), heben 1–2 Esslöffel guten (gekauften) Joghurt darunter, schrauben die Gläser fest zu, wickeln sie in ein Handtuch und stellen sie etwa acht Stunden ins Bett.

Erfrischungspackung für jeden Hauttyp

Naturreinen Joghurt auf das gereinigte Gesicht auftragen, 30 Minuten einwirken lassen und lauwarm abwaschen.

Gesichtspackung für sehr empfindliche Haut

Einen Teebeutel Fencheltee mit einer Tasse kochendem Wasser übergießen. Zehn Minuten ziehen lassen, abseihen. Zwei Esslöffel Joghurt mit einem Teelöffel Honig vermischen und so viel von dem Fencheltee dazugeben, dass eine streichfähige Masse entsteht. Diese mit einem Pinsel auf das gereinigte Gesicht auftragen, 15 Minuten einwirken lassen, lauwarm abwaschen, mit dem restlichen Fencheltee nachspülen.

Kamillenpflege

Zur Gesichtspflege bei Pickeln und Mitessern ist die Kamille hervorragend geeignet.

Augenkompressen gegen brennende Augen und Augenränder

Durchfeuchtete Kamillenteebeutel als Kompressen auf die Augen legen und einige Minuten lang einwirken lassen.

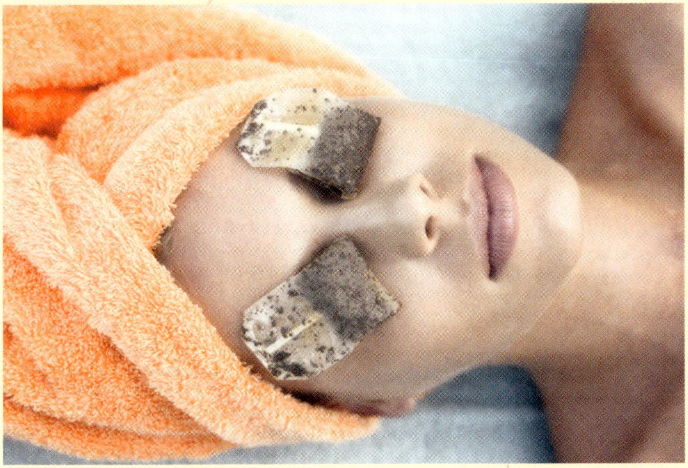

Die Kamille ist eines der wertvollsten und vielseitigsten Schönheitsmittel. Durch ihren hohen Gehalt an ätherischen Ölen (besonders dem kostbaren Azulen) hat ihre Anwendung eine besonders pflegende Wirkung.

Gesichtsdampfbad

Eine Handvoll Kamillenblüten mit kochendem Wasser übergießen.

Gesichtskompresse

Eine Handvoll Kamillenblüten mit ¼ l kochendem Wasser übergießen. Nach dem Abkühlen durch Kaffeefilterpapier abseihen und die Flüssigkeit nochmals erhitzen. Ein kleines Frottierhandtuch darin auswringen und so heiß wie möglich auf das gereinigte Gesicht auflegen.

Behandlung von Halsfalten

Ein mit warmem Kamillentee getränktes Tuch um den Hals wickeln und dieses 30 Minuten einwirken lassen. Vorher den Hals reichlich mit süßem Mandel-, Weizenkeim-, Avocado- oder Olivenöl einmassieren.

Karottenpflege

Karotten enthalten neben anderen wichtigen Vitaminen das Provitamin A, eine Vorstufe des „Schönheitsvitamins“ A. Innerlich bewirkt Karottensaft eine Festigung von Haut, Haaren und Nägeln und macht einen zarten, samtigen Teint.

Gesichtspackung für alternde Haut

Ein Eigelb mit etwas frischem Karottensaft und einigen Tropfen Olivenöl verrühren. Die Packung auf das gereinigte Gesicht auftragen und nach 15 Minuten warm abwaschen.

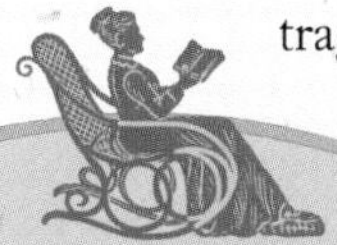

Großmutters Tipp:

Sonnenbräune hält länger, wenn man mit Karotten „nachhilft“: Verwenden Sie zur abendlichen Gesichtsreinigung eine Mischung (1:1) von Karottensaft und Milch.

Maske gegen fettige Haut und Mitesser

Ein Eiweiß mit einem Teelöffel Karottensaft und zwei Esslöffeln Weizenmehl vermischen. Die Masse mit dem Pinsel auf das gereinigte Gesicht auftragen. Wenn sie angetrocknet ist, lauwarm abwaschen und kalt nachspülen.

Gesichtspackung gegen trockene Haut

Eine Karotte reiben und mit einem Teelöffel Honig und etwas süßer Sahne verrühren. Auf das gereinigte Gesicht auftra-

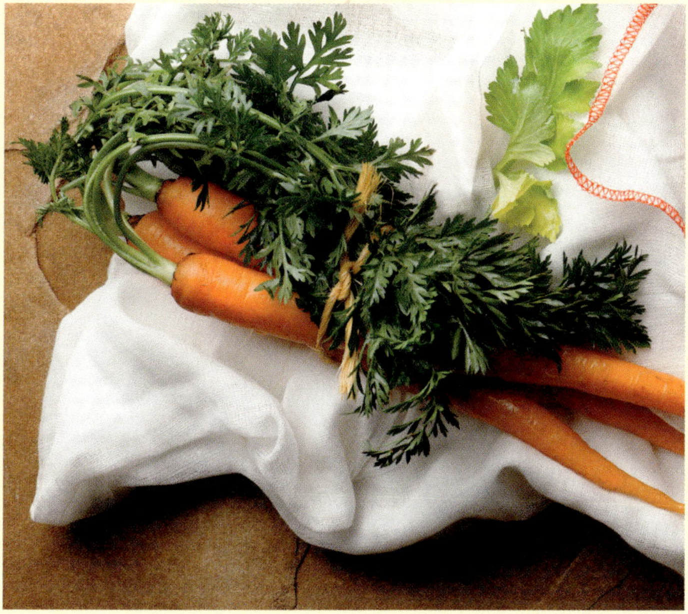

Appetitlich und gesund – und auch als Schönheitsmittel nicht zu verachten: die Karotte.

gen, 15 Minuten einwirken lassen. Lauwarm abwaschen und kalt nachspülen.

Kartoffelpackungen

Kartoffeln enthalten Stärke, Eiweiß und Vitamin C und führen der Haut somit innerlich wie äußerlich angewandt wertvolle Nährstoffe zu.

Gesichtspackung gegen Falten

Diese Packung spendet Feuchtigkeit und wirkt auch gegen vorzeitige Faltenbildung.
So wird's gemacht: Zwei oder drei rohe Kartoffeln reiben und das Mus auf das gereinigte Gesicht auftragen. 15 Minuten einwirken lassen, dann lauwarm abspülen.

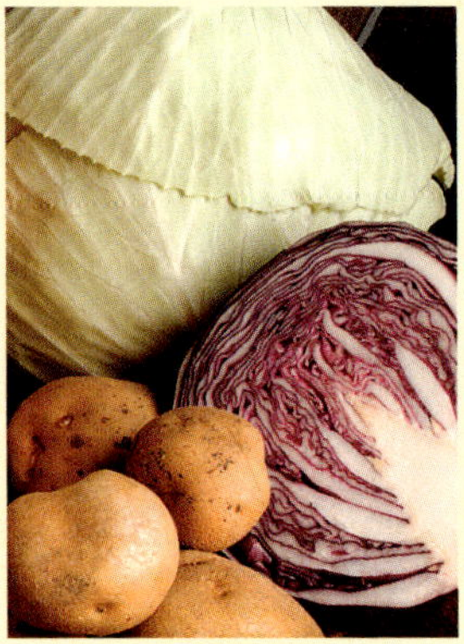

Auch der Kohlkopf hat seinen Platz in der Gesichtspflege – schließlich wirken seine Vitamine nicht nur innerlich.

GESICHTSPACKUNG GEGEN MITESSER

Diese Packung wirkt gegen Mitesser und erfrischt und belebt zudem jede Haut.

So wird's gemacht: Eine halbe Pellkartoffel zerdrücken und den entstandenen Brei mit etwas Milch und einem Eigelb mischen. Das Ganze im Wasserbad erhitzen und so heiß wie möglich auf das gereinigte Gesicht auftragen. Darüber eine heiße Kompresse legen. Nach 15 Minuten heiß abwaschen und kalt nachspülen.

Kohlpackung

Kohl enthält die Vitamine B, C und P und außerdem Schwefel und Stärke. Für die kosmetische Verwendung sind alle Blattkohlsorten geeignet. Versuchen Sie einmal eine Kohlpackung gegen unreine Haut.

So wird's gemacht: Einige frische Kohlblätter reinigen, die Mittelrippen herausnehmen und die Blätter dann kräftig mit einer Flasche oder einem Nudelholz rollen. Die Blätter in mehreren Lagen auf das gereinigte Gesicht auflegen. 30 Minuten einwirken lassen.

Leinsamenpflege

Leinsamen sind die Samen des Flachses. Sie enthalten Öle, Schleimstoffe, Linolsäure und Lezithin.

Leinsamenschrot ist ein ideales Kosmetikum für die Behandlung fettiger und unreiner Haut. Sie erhalten es in Apotheken, Drogerien und Reformhäusern.

GESICHTSREINIGUNG BEI UNREINER HAUT

Eine Tasse Leinsamenschrot durch kräftiges Schütteln mit einer Tasse Weizenkleie vermischen. Gesicht und Hals lauwarm waschen. Dann einen Teelöffel der Mischung in der Hand mit heißem Wasser zu einem Brei auflösen. Gesicht und Hals sanft damit abreiben und gründlich mit lauwarmem Wasser nachspülen. Durch die sanfte Massage wird die Durchblutung gefördert, Hautunreinheiten werden abgerieben, und die Haut wird zart und seidenweich. Bei starken Hautunreinheiten sollte dieses Verfahren täglich angewandt werden, sonst ein- bis zweimal wöchentlich.

Pflegepackung für unreine Haut

Zwei Esslöffel Leinsamenschrot mit etwas heißem Wasser oder heißer Milch anrühren und die Mischung so heiß wie möglich auf die gereinigte Haut auftragen. Darüber eine heiße Kompresse legen. 15 Minuten einwirken lassen, heiß abwaschen und kalt nachspülen.

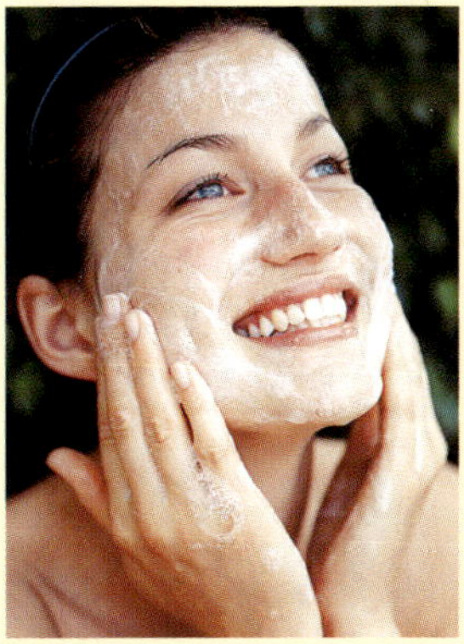

Eine zarte Gesichtsmassage beim Auftragen pflegender Natursubstanzen – so lässt sich Ihre Haut gern verwöhnen.

Lindenblütenmaske

Lindenblüten sind durch ihren Gehalt an ätherischen Ölen und durch ihre schweißtreibende Wirkung besonders gut zur Behandlung fettiger Haut geeignet. Eine Reinigungsmaske wirkt porentief.

So wird's gemacht: Zwei Esslöffel getrocknete Lindenblüten mit kochendem Wasser übergießen, 15 Minuten ziehen lassen. Dann abseihen und den Sud mit zwei Eigelb verrühren. Die Maske auf das gereinigte Gesicht auftragen, nach einer Stunde warm abwaschen und kalt nachspülen.

Mandelkleiepflege

Für unreine, fettige Haut ist Mandelkleie ein ideales Schönheitsmittel. Sie wirkt heilend und glättend. Mandelkleie entsteht als Pressrückstand bei der Gewinnung von Mandelöl. Sie erhalten sie in Apotheken und Drogerien.

Schälkur gegen Mitesser

Zwei bis drei Esslöffel Mandelkleie mit etwas kochendem Wasser und einem Spritzer Zitronensaft zu einem dicken Brei anrühren und diesen auf das gereinigte Gesicht auftragen. Nach dem Erstarren sanft mit den Fingerspitzen abrubbeln. Erst warm, dann kalt abspülen und anschließend Feuchtigkeitscreme einklopfen.

MASKE GEGEN FETTIGE HAUT

Zwei Esslöffel Mandelkleie mit etwas Zitronensaft anrühren und den Brei auf das gereinigte Gesicht auftragen. 15 Minuten einwirken lassen, dann warm abwaschen und kalt nachspülen.

Schöne Wimpern, die lang und dicht wachsen, erhalten Sie durch tägliches Bürsten (entweder mit einer Wimpernbürste oder einer weichen Kinderzahnbürste) mit süßem Mandelöl.

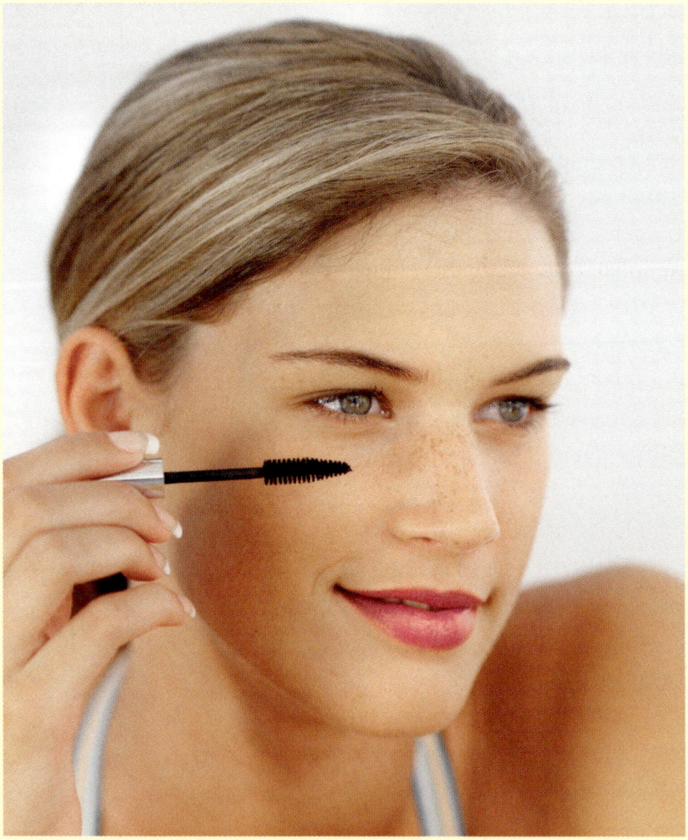

Mandelölpflege

Mandelöl wird aus den reifen Samen der süßen Mandel gepresst. Es wirkt glättend und pflegend und ist für jede Haut verträglich. Sie erhalten es in der Apotheke. Süßes Mandelöl ist eine der wertvollsten und vielseitigsten kosmetischen Substanzen.

Gesichtspackung für trockene und spröde Haut

Einen Esslöffel Trockenmilchpulver (aus der Apotheke oder dem Reformhaus) mit einem Esslöffel süßem Mandelöl verrühren. So viel heißes Wasser dazugeben, dass eine streichfähige Masse entsteht. Diese auf das gereinigte Gesicht auftragen und nach 15 Minuten lauwarm abwaschen.

Behandlung von Hals- und Augenfalten

Etwas Mandelöl um die Augenpartien herum sanft einklopfen, nach 30 Minuten das überschüssige Öl mit einem Papiertuch abtupfen. Angewärmtes Mandelöl sanft in den Hals einmassieren, ein warmes Tuch darüberwickeln, über Nacht einwirken lassen.

Milchpflege

Milch enthält das „Schönheitsvitamin" A. Wer Milch gut vertragen kann, sollte täglich mindestens ein Glas trinken – das macht die Haut zart und samtig. Aber auch bei äußerlicher Anwendung dient Milch der Schönheitspflege, denn sie enthält Eiweiß, Fett und außer Vitamin A noch weitere Vitamine. Diese Maske belebt welke, müde Haut.

Großmutters Tipp:

Wenn Sie sehr empfindliche Haut haben, sollten Sie sich statt mit Wasser mit Milch waschen.

So wird's gemacht: Zwei Esslöffel Milch, drei Esslöffel Kieselerde (aus der Apotheke) und einen Teelöffel Bienenhonig miteinander verrühren. Den Brei auf das gereinigte Gesicht auftragen und nach 15 Minuten lauwarm abwaschen.

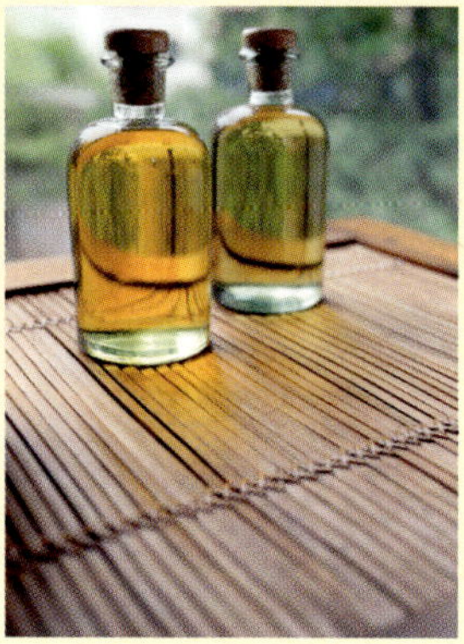

Olivenöl – das ist Gesundheit pur. Nicht nur als gesundes Öl für die Küche, sondern auch in der Hautpflege ist das Olivenöl hoch willkommen.

Olivenölpackung

Olivenöl enthält neben vielen anderen wertvollen Bestandteilen auch das Provitamin A, eine Vorstufe des „Schönheitsvitamins" A. Reines Olivenöl, das völlig geruchsfrei ist, erhalten Sie in der Apotheke. Trockene Haut wird durch eine nährende Packung wieder frisch und weich.

So wird's gemacht: In ein gesichtsgroßes Stück Watte Löcher für Mund und Nase schneiden. Die Watte mit angewärmtem Olivenöl tränken und auf das gereinigte Gesicht legen. Diese Packung 30 Minuten einwirken lassen, dann das überschüssige Öl mit einem Papiertuch abtupfen.

Papaya-Peeling

Papayas sind melonenartige Früchte mit süßem Fruchtfleisch. Sie stammen aus den Tropen. Die Papaya-Frucht enthält Enzyme, die abgestorbene Hautschüppchen ablösen. Eine Papaya-Schälkur ist für jede Haut, besonders aber für alternde, schlecht durchblutete Haut geeignet.

So wird's gemacht: Eine halbe Papaya zerdrücken und den Brei auf das gereinigte Gesicht auftragen. Nach einer halben Stunde lauwarm abwaschen.

Quarkpackungen

Quark ist ein altbewährtes und sehr beliebtes Hausmittel in der Schönheitspflege. Er enthält sehr viel Eiweiß und hat eine nährende und beruhigende Wirkung.

Gesichtspackungen für jeden Hauttyp

1. Am einfachsten herzustellen ist eine reinigende, erfrischende und gleichzeitig nährende Maske. Dazu einfach zwei Esslöffel Quark auf das gereinigte Gesicht auftragen und 30 Minuten einwirken lassen. Dann lauwarm abwaschen.

2. Zwei Esslöffel Quark mit einem Esslöffel Honig und einem Eigelb verrühren. Auf das gereinigte Gesicht auftragen, 30 Minuten einwirken lassen und lauwarm abwaschen.

GESICHTSPACKUNG FÜR TROCKENE, ALTERNDE HAUT

Zwei Esslöffel Quark mit einem Esslöffel Honig und einem Esslöffel süßer Sahne verrühren. Diese Masse auf das gereinigte Gesicht auftragen und nach 30 Minuten lauwarm abwaschen.

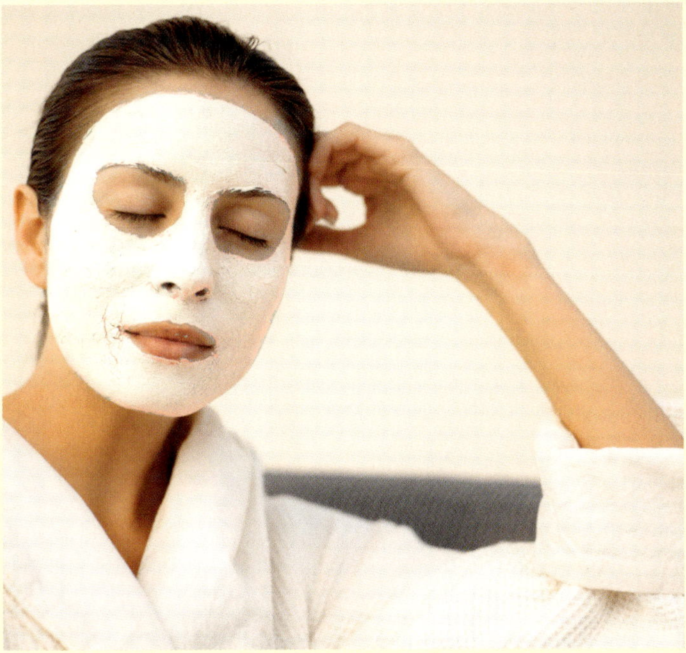

Während Ihre Gesichtspackung wirkt, nehmen Sie auch seelisch eine Auszeit. Lassen Sie die Gedanken ruhen, genießen Sie die pflegenden Wirkstoffe auf Ihrer Haut – entspannen Sie sich.

Sahnepackung

Frische süße Sahne ist ein ideales Schönheitsmittel für trockene, empfindliche Haut. Diese wird durch tägliches Betupfen mit etwas süßer Sahne erfrischt und belebt.

Ein Abtupfen der Haut mit süßer Sahne wirkt auch lindernd bei Sonnenbrand.

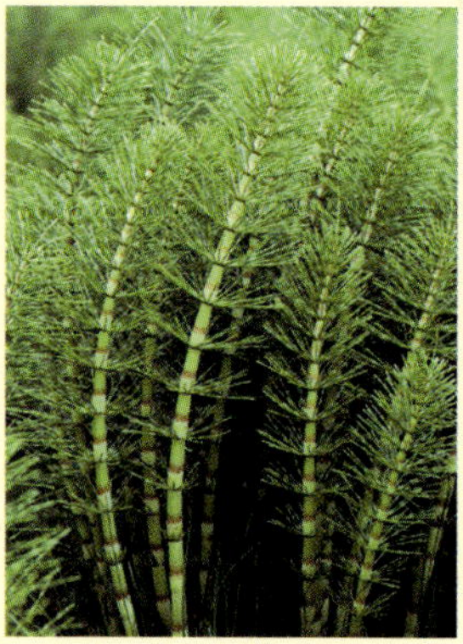

Auch gegen Hautprobleme ist manches Kraut gewachsen, etwa der Schachtelhalm.

1. Zwei Esslöffel Quark mit etwas süßer Sahne und einem halben Eigelb verrühren. Auf das gereinigte Gesicht auftragen und 15 Minuten einwirken lassen. Dann lauwarm abspülen.
2. Einen Esslöffel Sahne mit zwei Esslöffeln Honig verrühren und so viel Mehl dazugeben, dass die Masse streichfähig bleibt. Auf das gereinigte Gesicht auftragen, 15 Minuten einwirken lassen. Lauwarm abwaschen.

Schachtelhalmpflege

Der Schachtelhalm, auch Zinnkraut genannt, ist eine ideale Kieselsäurequelle für die Haut, was für das Feuchthaltevermögen von Bedeutung ist.

Dampfbad gegen unreine, grossporige Haut

Eine Handvoll frischen oder getrockneten Schachtelhalm mit kochendem Wasser übergießen.

Behandlung von Pickeln

Gegen Pickel wirken regelmäßige Waschungen mit folgendem Aufguss: Eine Handvoll Schachtelhalm und eine Handvoll Rosenblütenblätter mit ½ l kochendem Wasser übergießen, 30 Minuten stehen lassen, dann abseihen.

Kompresse gegen unreine, grossporige Haut

Eine Handvoll frischen oder getrockneten Schachtelhalm mit ¼ l kochendem Wasser übergießen, nach dem Abkühlen abseihen und in dem Sud ein kleines Frottiertuch auswringen. Dieses auf das gereinigte Gesicht auflegen.

Zitronenpflege

Zitronen sind nicht nur gesund, sondern auch eines der vielseitigsten Schönheitsmittel.

Behandlung von Halsfalten

Halsfalten kann man verhindern bzw. abmildern, wenn man den Hals täglich mit einem Stück Zitrone oder etwas Zitronensaft abreibt. Bei empfindlicher Haut gibt man den Saft einer halben Zitrone ins Waschwasser.

Reinigungspackung

Eine halbe ungespritzte Zitrone auspressen und mit einem Eigelb füllen, dann mit einem Spritzer Zitronensaft verrühren. Die Eimasse mit einem Pinsel auf das gereinigte Gesicht auftragen. Nach 15 Minuten mit warmem Wasser, dem ebenfalls ein Spritzer Zitronensaft zugesetzt wird, abwaschen.

Bleichen von Sommersprossen und Altersflecken

Gegen Altersflecken sollte man sich mit Zitronenschale abreiben. Gegen Sommersprossen werden auf das gereinigte und dick eingefettete Gesicht Zitronenscheiben aufgelegt, die fünf bis zehn Minuten einwirken sollten. Die Behandlung erfordert allerdings etwas Geduld.

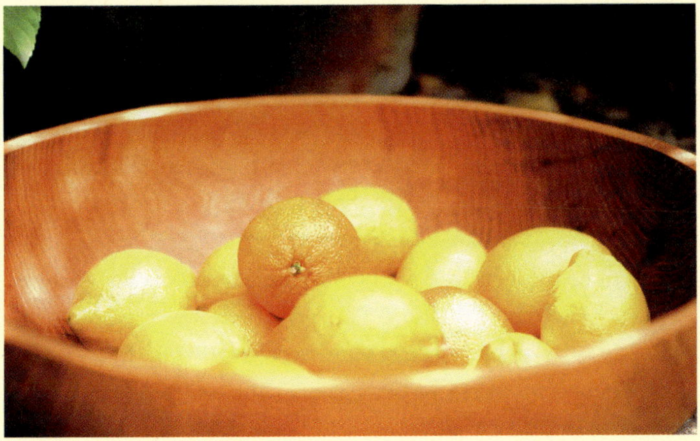

Orangen und Zitronen wirken auch auf die Haut reinigend und erfrischend.

Gesichtswasser

Gesichtswässer werden nach der gründlichen Reinigung und einer nährenden Packung angewandt. Sie erfrischen und vitalisieren die Haut. In Feld, Wiese und Garten finden Sie viele wirksame Zutaten für heilende und pflegende Gesichtswässer.

Ackerstiefmütterchen finden Sie an den Rändern von Getreidefeldern. Sie sehen aus wie eine kleinere, magerere Ausgabe unserer Gartenstiefmütterchen, mit denen sie verwandt sind.

Ackerstiefmütterchen-Gesichtswasser

Durch die in ihnen enthaltenen Saponine sind Ackerstiefmütterchen besonders geeignet zur Behandlung hartnäckiger Hautunreinheiten. Ackerstiefmütterchen erhalten Sie auch in der Apotheke.
So wird's gemacht: Eine Handvoll getrocknete Ackerstiefmütterchenblüten zehn Minuten lang in 1 l Wasser kochen, dann abseihen. Mit dem Absud die Haut mehrmals täglich abtupfen.

Fenchel-Gesichtswasser

Eine Handvoll Fenchelwurzeln zerkleinern und in ¼ l Wasser zehn Minuten kochen. Nach dem Abkühlen abseihen und in eine Flasche abfüllen. Dieses Gesichtswasser ist vor allem für trockene Haut geeignet.

Großmutters Tipp:

Verwenden Sie während der Gurkenzeit frisch gepressten, abgefilterten Gurkensaft als Gesichtswasser.

Hamamelis-Gesichtswasser

Hamamelis enthält Gerb- und Schleimstoffe, Harze und ein sehr angenehm duftendes ätherisches Öl. Hamameliswasser ist in der Apotheke erhältlich.
So wird's gemacht: ¼ l Hamameliswasser erwärmen und in eine Flasche füllen. Einen Esslöffel Honig im Wasserbad erwärmen, in das Hamameliswasser geben und kräftig durchschütteln. Dieses Gesichtswasser ist gleichermaßen geeignet für großporige, unreine Haut wie für sehr empfindliche Haut.

Lavendel-Gesichtswasser

Lavendel wirkt sanft erfrischend und duftet gut. Das Gesichtswasser ist sehr wirksam gegen unreine, fettige Haut.

So wird's gemacht: ¼ l Wasser zum Kochen bringen, einige Minuten sieden lassen. Nach dem Abkühlen drei Esslöffel Lavendelblüten damit übergießen und 100 g Obstessig dazugeben. In einem gut verschlossenen Gefäß eine Woche lang ziehen lassen. Dann durch Kaffeefilterpapier abgießen, 100 g Hamameliswasser (aus der Apotheke) dazugeben und in eine Flasche abfüllen. Zur Erfrischung und Reinigung des Gesichts einige Tropfen davon auf einen angefeuchteten Wattebausch geben.

Lilienwurzel-Gesichtswasser

Die getrockneten Lilienwurzeln haben einen sehr angenehmen, veilchenartigen Duft. Man kann sie in der Apotheke zerkleinert und in Pulverform kaufen.

So wird's gemacht: ½ l Wasser einige Minuten lang kochen lassen. Dann die Flamme auf klein stellen, drei Esslöffel zerkleinerte Lilienwurzeln (nicht pulverisiert) dazugeben, den Topf zudecken und die Mischung eine Stunde lang schwach sieden lassen. In einer Porzellanschüssel über Nacht stehen lassen. Am nächsten Tag durch ein Küchensieb streichen. Nochmals leicht erwärmen und einen Esslöffel Bienenhonig dazugeben. In eine Flasche abfüllen.

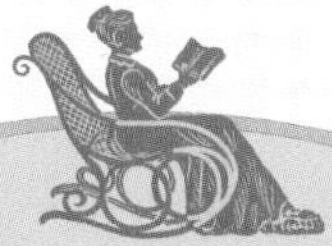

Großmutters Tipp:

Auch frischer Apfelsaft eignet sich wunderbar als Gesichtswasser, denn er festigt das Gewebe.

Orangen-Gesichtswasser

Orangen erfrischen die Haut und wirken leicht antiseptisch. Ohne viel Aufwand lässt sich ein Gesichtswasser zur Behandlung großporiger, schlaffer Haut herstellen.

So wird's gemacht: Man benötigt eine große Tasse Obstessig und die Schale von zwei bis drei ungespritzten Orangen. Aus den

Schalen wird der Pelz herausgelöst. Dann die Oberhaut in kleine Stücke schneiden und in ein Einmachglas legen; mit Obstessig übergießen, so dass die Stückchen mit Flüssigkeit bedeckt sind. Das Glas luftdicht verschließen und zwei Wochen lang kühl und dunkel stehen lassen. Dann durch Kaffeefilterpapier abseihen und mit der gleichen Menge destilliertem Wasser aufgießen.

Pfefferminz-Gesichtswasser

Pfefferminze wirkt erfrischend und durchblutungsfördernd.
So wird's gemacht: Zwei gehäufte Esslöffel oder zwei Teebeutel Pfefferminze zwei Minuten in ½ l Wasser kochen, durch ein Tuch abgießen und mit ½ l Obstessig vermischen. Nach zwei Tagen einen Esslöffel Rosenwasser (aus der Apotheke) dazugeben.

Ringelblumen-Gesichtswasser

Ringelblumen enthalten ätherische Öle, Schleim- und Eiweißstoffe und Apfelsäure. Ringelblumen-Gesichtswasser ist besonders für großporige, schlecht durchblutete Haut empfehlenswert.
So wird's gemacht: 30 g Ringelblumentinktur mit 100 g Rosenwasser (aus der Apotheke) aufgießen. In eine dunkle Flasche abfüllen und gut durchschütteln.

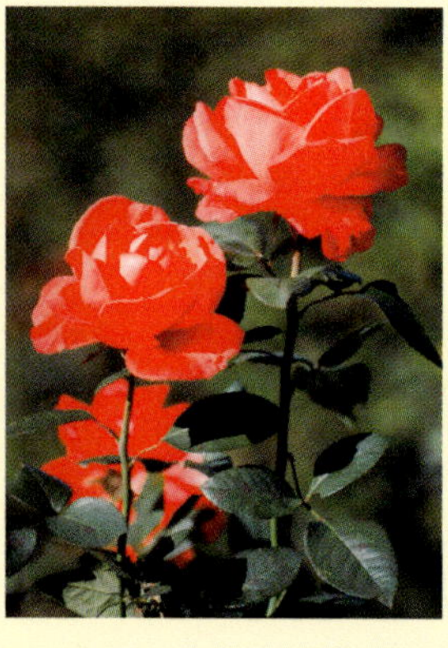

Haupfflege mit Rosenblättern – ein Luxus, den Sie sich gönnen sollten.

Rosen-Gesichtswasser

Natürlich darf die Rose in der Gesichtspflege nicht fehlen. Das Gesichtswasser wirkt belebend auf schlaffe, müde Haut und duftet wunderbar.
So wird's gemacht: 250 g Rosenblätter in eine feuerfeste Glasschüssel geben, destilliertes Wasser darübergießen, bis die Blütenblätter bedeckt sind. Dann auf kleiner Flamme erhitzen (jedoch nicht kochen) und durch ein Sieb geben. In dasselbe Wasser nochmals 250 g Rosenblütenblätter geben, erhitzen und durch ein Sieb gießen. Die Flüssigkeit in eine Flasche abfüllen.

KAPITEL 4

Schöne Hände – gepflegte Füße

Hände und Füße werden leider oft eher stiefmütterlich behandelt. Dabei leisten sie jeden Tag unaufhörlich ihre Dienste und werden dabei stark beansprucht. Die regelmäßige, auf die individuelle Hautbeschaffenheit abgestimmte Pflege verschönert nicht nur das Aussehen von Händen und Füßen, sondern erhöht auch ihre Widerstandskraft.

Die richtige Pflege

Raue, rissige Hände, Fußschweiß oder Hühneraugen – eine Vielzahl von Problemen können im Laufe der Zeit die Hände bzw. die Füße plagen. Doch durch eine regelmäßige Pflege können Sie vielerlei Beschwerden vorbeugen.

Tipps zur Handpflege

– Tragen Sie bei allen groben Arbeiten und bei Arbeiten im Wasser Gummihandschuhe.

– Sehr wichtig ist die regelmäßige Reinigung der Hände. Verwenden Sie dazu lauwarmes oder warmes Wasser, eine Handwaschbürste mit nicht zu harten Borsten und eine gute, überfettete Seife. Billige Seifen enthalten meistens zu wenig Fett. Die Haut wird durch den ständigen Gebrauch solcher Seifen sehr stark entfettet und neigt dann zur Sprödigkeit. Nach dem Waschen die Hände gründlich abtrocknen.

– Cremen Sie die Hände nach jedem Waschen und überhaupt nach jeder Berührung mit Wasser ein. Beim Eincremen sollten

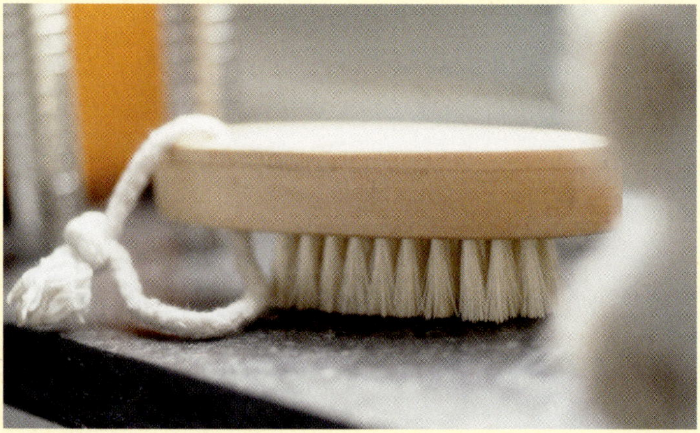

Eine gute Handwaschbürste sollte nicht zu harte Borsten haben.

Sie Ihre Hände gleichzeitig gründlich massieren. Das gibt ihnen auf die Dauer Gelenkigkeit und eine schönere Form. Massieren Sie so, als wollten Sie einen feinen, engen Lederhandschuh anziehen – also jeden Finger einzeln. Schieben Sie bei jedem Eincremen (und auch jedes Mal beim Abtrocknen) auch stets vorsichtig die Nagelhaut zurück – das spart Zeit bei der Maniküre.

– Gönnen Sie den Handrücken ab und zu einen Anteil an Ihrer Gesichtspflegepackung.

– Baden Sie die Hände wöchentlich einmal in angewärmtem Olivenöl – das macht sie zart und glatt.

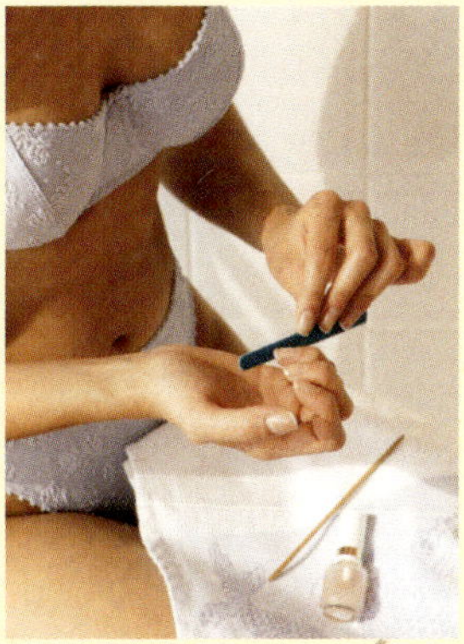

Feilen, nicht schneiden – das gilt für die Fingernägel.

Pflegende Maniküre

– Die Nagelhaut darf nie abgeschnitten werden, damit die Nagelwurzel nicht verletzt wird. Weiße Flecken auf den Nägeln sind oft auf das Schneiden der Nagelhaut zurückzuführen. Baden Sie Ihre Nägel in angewärmtem Olivenöl (wenn Sie eine größere Menge Öl verwenden, können Sie die ganze Hand baden – so „absolvieren" Sie gleichzeitig einen beträchtlichen Teil Ihrer Handpflege). Dadurch werden die Nagelhäutchen erweicht. Schieben Sie diese nun behutsam mit einem Orangenholz- oder Buchsbaumhölzchen zurück. Die Hölzchen erhalten Sie in Ihrer Drogerie.

– Auch die Fingernägel sollten nicht geschnitten werden. Das Feilen erscheint zwar im Augenblick zeitraubender, aber dafür wächst ein gefeilter Nagel bedeutend langsamer nach als ein geschnittener. Zum Feilen der Nägel sind Diamantstaub- und Sandblattfeilen besonders geeignet – letztere speziell für sehr empfindliche, leicht brechende Nägel.

– Feilen Sie die Nägel so, dass diese – auch wenn sie etwas länger sind – dem natürlichen Oval des Nagels folgen. Die Nagelecken nicht zu tief ausfeilen – das könnte leicht zu Entzündungen führen. Feilen Sie immer in eine Richtung von der Seite zur Nagelmitte hin. Wenn Sie mit der Feile hin und her fahren, werden die Nägel schnell brüchig.

Ein Blick auf die Füße

Gesunde, schöne Füße erfordern eine tägliche Pflege und gute, genau passende Schuhe. Die tägliche Reinigung beugt Hauterkrankungen, Rissen und Schuppen und anderen Unannehmlichkeiten vor. Nach der Reinigung mit warmem Wasser und Seife werden die Füße sorgfältig abgetrocknet und eingecremt. Ein Fußbad sollte nicht länger als fünf Minuten dauern, weil die Haut sonst aufgeweicht und anfällig für Keime wird.

– Hornhaut entfernen Sie am besten einmal wöchentlich vorsichtig mit einem Bimsstein (natur oder künstlich). Dicke Hornhaut sieht nicht nur hässlich aus, sondern trocknet auch leicht aus und es entstehen Risse, durch die Keime in die Haut eindringen können.

– Für die Pflege der Fußnägel gilt Entsprechendes wie für die Maniküre der Fingernägel.

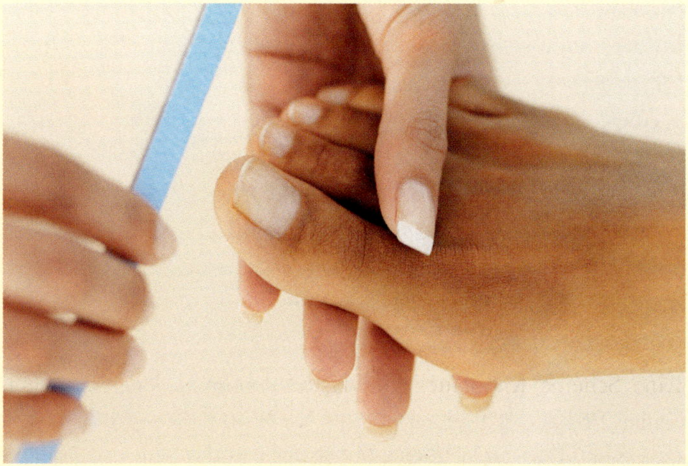

Auch die Zehennägel brauchen regelmäßige Pflege und sollten gefeilt werden.

Pflegeprodukte für Hände und Füße

Birken-Fußlotion

Diese Lotion wirkt sehr gut gegen Fußschweiß.

So wird's gemacht: Eine Handvoll Birkenblätter mit ½ l kochendem Wasser übergießen, einige Stunden stehen lassen, dann abgießen. Mit diesem Absud die Füße einreiben.

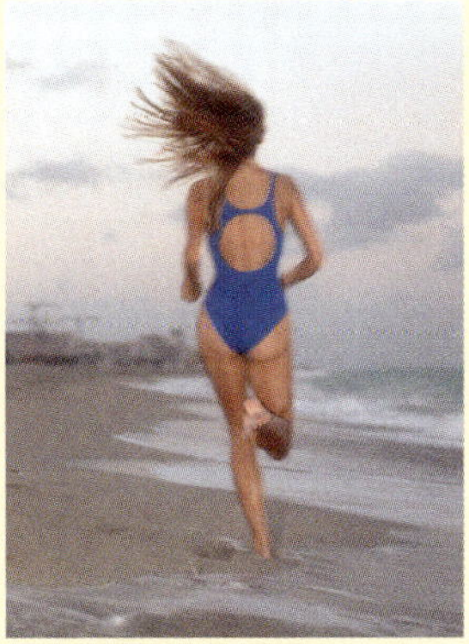

Barfuß über Wiesen oder den Sandstrand laufen – etwas Schöneres gibt es für die Füße nicht.

Efeu-Hühneraugenpflaster

Eine kleine Handvoll Efeublätter zerquetschen und diese auf das Hühnerauge legen. Mit einem Pflaster oder einem Verband befestigen und über Nacht einwirken lassen.

Hand- und Fußbäder mit Eichenrinde

Abgekochte getrocknete Eichenrinde hilft wirkungsvoll gegen feuchte Hände und Fußschweiß.

So wird's gemacht: Eine Handvoll Eichenrinde 15 Minuten lang in ½ l Wasser kochen, dann den Absud dem Hand- oder Fußbad zusetzen.

Heublumen-Fußbad

Zwei Handvoll Heublumen (aus der Apotheke) mit 2 l kochendem Wasser übergießen und 15 Minuten ziehen lassen. Abseihen und in dem Sud ausgiebig die Füße baden – dies ist eine gute Hilfe bei Fußschweiß. Bei regelmäßiger Anwendung sollen diese Fußbäder auch gegen Hühneraugen wirken.

Knoblauch-Hühneraugenpflaster

Eine Scheibe Knoblauch auf das Hühnerauge legen und mit einem Pflaster befestigen. Über Nacht einwirken lassen, am nächsten Morgen ein heißes Fußbad nehmen.

Lavendel-Fußbad

Dieses Fußbad hilft gegen Fußschweiß.

So wird's gemacht: Eine Handvoll getrocknete Lavendelblüten mit ¼ l kochendem Wasser übergießen. Zehn Minuten ziehen lassen, abseihen und den Sud dem Fußbad zusetzen.

Großmutters Tipp:

Gutes Schuhwerk gehört auch zur Fußpflege. Wählen Sie gut sitzende Schuhe aus Naturmaterialien und pflegen und lüften Sie die Schuhe regelmäßig.

Obstessig-Fußpflege

Schweißfüße behandelt man, indem man regelmäßig warme Fußbäder nimmt, denen man jeweils eine Tasse Obstessig zusetzt. Einreibungen mit Obstessig sind eine Wohltat für müde, schmerzende Füße.

Rosmarin-Fußbad

Wer unter Fußgeruch leidet, sollte regelmäßige Fußbäder mit einem Zusatz von Rosmarin nehmen.

So wird's gemacht: Eine Handvoll Rosmarin mit kochendem Wasser übergießen, ziehen lassen, abseihen und den Sud ins Fußbad geben.

Rosskastanien-Handpflege

Rote Hände werden dank Rosskastanien zart und weiß.

So wird's gemacht: Einige Rosskastanien kochen, schälen und zerdrücken. Dann mit einem Eigelb und etwas süßem Mandelöl (aus der Apotheke) vermischen. Die Hände mit diesem Brei bestreichen und über Nacht unter Baumwollhandschuhen einwirken lassen.

Salbei-Handbäder

Eine Handvoll Salbei mit kochendem Wasser übergießen. Nach dem Abkühlen abseihen und den Sud dem Handbad gegen feuchte, schwitzende Hände zusetzen.

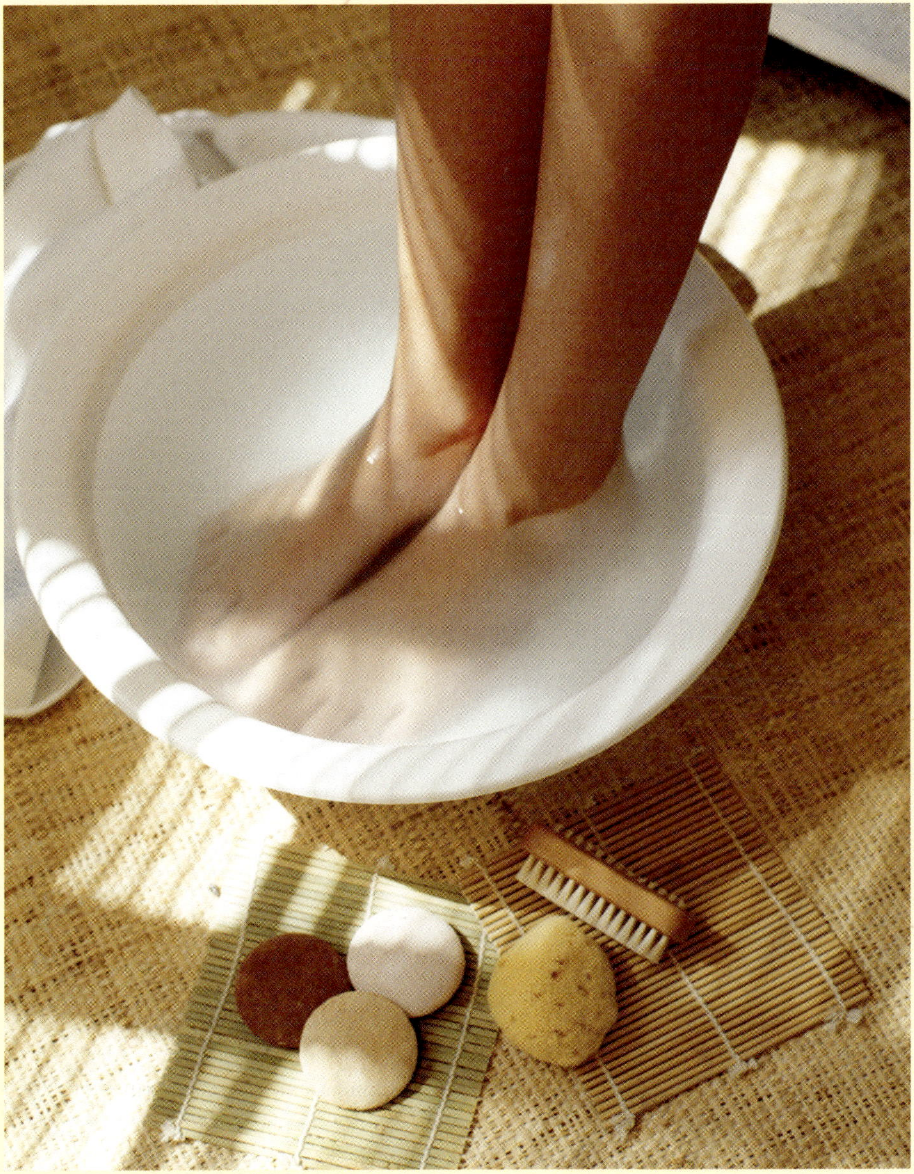

Salz-Fußbad

Gegen geschwollene Füße helfen regelmäßige Fußbäder, denen man zwei Handvoll Salz zusetzt.

Schafgarbe-Handpflege

Scharfgarbe hilft bei aufgesprungenen, rissigen Händen.
So wird's gemacht: Vier Teelöffel Schafgarbe (Blätter und Blüten) mit zwei Tassen kochendem Wasser übergießen, zehn Minuten ziehen lassen, dann abseihen. In dem Sud ausgiebig die Hände baden.

Thymian-Handpflege

Rissige, aufgesprungene Hände werden wieder zart und glatt, wenn man sie mehrmals täglich in einem Thymianaufguss badet.
So wird's gemacht: Eine Handvoll Thymian mit ½ l kochendem Wasser übergießen. Zugedeckt über Nacht stehen lassen. Am nächsten Tag durch Kaffeefilterpapier abseihen und dem Sud eine Messerspitze Alaun (aus der Apotheke) beifügen – dadurch wird das Rezept auch wirksam gegen feuchte Hände.

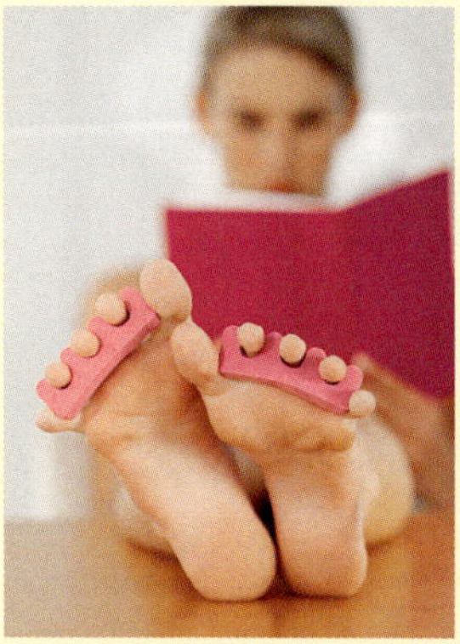

Man kann sich das Lackieren der Zehennägel durchaus vereinfachen …

Zitronen-Hand- und Fußpflege

Zitronen lassen sich auch für die Hand- und Fußpflege wirksam nutzen.

Behandlung von roten, rissigen Händen

Die Hände regelmäßig mit einer Zitronenschale oder etwas Zitronensaft abreiben.

Behandlung müder, geschwollener Füsse

Füße lauwarm baden und gut abtrocknen, dann mit einer halbierten Zitrone abreiben. Diese Behandlung soll auch gegen Hühneraugen helfen.

KAPITEL 5

Wohltuende Körperpflege

Viele Menschen leiden heutzutage unter trockener Haut oder gar Ekzemen. Auch Sonnenallergien und Hauterkrankungen nehmen zu. Industrielle Körperpflegeprodukte verursachen nicht selten Allergien. Doch mit Pflegeprodukten aus der Natur kann man vielen Problemen vorbeugen. Ihre Haut wird es Ihnen danken.

Körperpflege am Morgen

Die Körperfunktionen werden in der Nacht während des Schlafes sehr verlangsamt, aber auch dann schwitzen Sie, Ihre Haut sondert abgestorbene Zellen, Fette usw. ab. Um also gepflegt in den Tag zu gehen, ist die morgendliche Reinigungsprozedur unbedingt nötig. Ob Sie lieber baden, sich duschen oder waschen, bleibt dabei ganz Ihnen überlassen und hängt natürlich auch davon ab, wie viel Zeit Sie haben.

– Am wenigsten zeitaufwändig ist wohl die morgendliche Dusche. Zuerst duschen Sie warm, seifen sich dann gründlich ein und spülen den Körper warm ab. Um richtig munter zu werden

Lauwarmes oder kaltes Wasser – das macht munter und frisch am frühen Morgen.

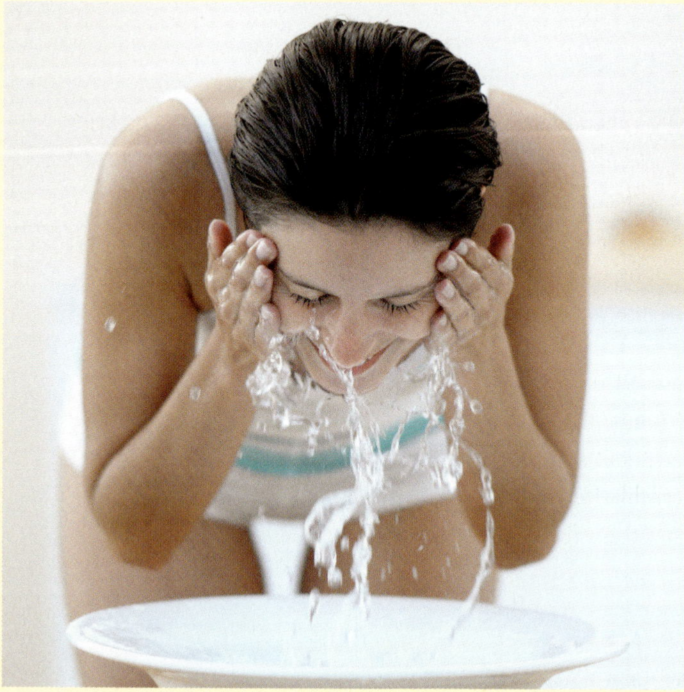

und die Kreislauffunktionen anzuregen, wechseln Sie zum Schluss zwischen warmem und kühlem Duschstrahl einige Male ab und beenden die Wechseldusche mit kühlem Wasser. Danach trocknen Sie sich ausgiebig ab.
– Fast ebenso zeitsparend ist das Waschen. Wenn Sie des Nachts stark geschwitzt haben oder noch schwitzen, sollten Sie lauwarmes bis warmes Wasser dazu verwenden – das reinigt besser und lässt auch die Haut länger kühl bleiben. Wenn Ihnen eher fröstelig zumute ist, erwärmt kaltes Wasser am besten, weil es die Durchblutung anregt. Rubbeln Sie den ganzen Körper kräftig mit einem immer wieder im Waschwasser ausgedrückten Schwamm oder Waschlappen ab und frottieren Sie sich dann gründlich trocken.

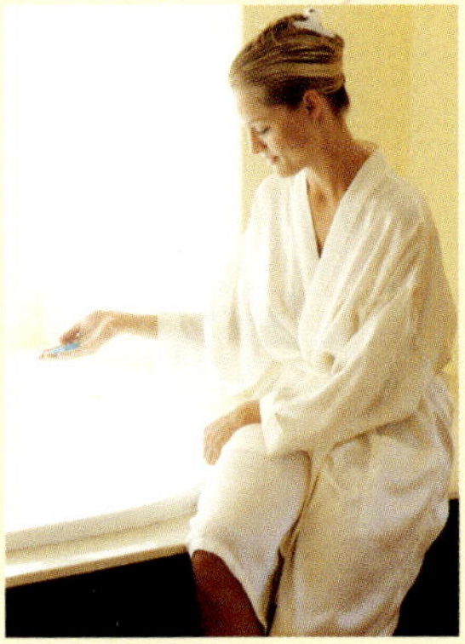

Ein morgendliches Vollbad ist ein wunderbarer Luxus, den Sie sich ab und zu gönnen sollten. Verwenden Sie dazu aufmunternde, erfrischende Badezusätze. Baden Sie nur lauwarm bis warm – heißes Wasser macht müde!

Körperpflege am Abend

Die abendliche Körperreinigung ist besonders wichtig, denn während des Tages haben sich auf der Haut außer deren eigenen Stoffwechselprodukten auch viele aus der Umwelt aufgenommene Schmutzstoffe abgelagert. Es empfiehlt sich, abends möglichst häufig zu baden, weil ein Bad nicht nur reinigend, sondern auch besonders entspannend wirkt.
Am Abend darf die Temperatur des Badewassers höher sein als am Morgen – das erhöht die entspannende Wirkung. Nehmen Sie anschließend an das Bad eine kühle Dusche oder waschen Sie sich kalt ab – dadurch erhält die durch das warme Wasser etwas erschlaffte Körperhaut wieder Spannkraft und Frische.
Häufiges Baden ist übrigens nicht schädlich. Sie sollten allerdings auf stark schäumende Badezusätze verzichten – diese haben eine weniger pflegende als „dekorative" Wirkung und trocknen die Haut stark aus – und nicht zu heiß (nicht über 37 Grad) und nicht zu lange (maximal eine Viertelstunde) baden.

Körperpflege nach Großmutters Rezepten

Aprikosenbad

Ein ganz besonderer Luxus ist ein Aprikosenbad. Geben Sie dazu 1 l Aprikosensaft in die Wanne und lassen dann heißes Wasser dazulaufen. Das Bad fördert die Durchblutung und macht die Haut zart und rosig.

Honigbad

Ein Honigbad macht die Haut wunderbar weich und zart.
So wird's gemacht: Eine Tasse Honig im Wasserbad erwärmen und in 1 l erwärmte Milch einrühren. Das Ganze dem Badewasser zusetzen.

Brombeerblätterbad

Ein Bad aus Brombeerblättern wirkt hautklärend.
So wird's gemacht: ½ l Wasser zum Kochen bringen und zwei Handvoll getrocknete Brombeerblätter dazugeben. Auf kleiner Flamme bedeckt 30 Minuten ziehen lassen. Abseihen und eine Tasse Bienenhonig darin verrühren. Ins Badewasser geben.

Buttermilchbad

Ein erfrischendes, regenerierendes Bad, das man sich ab und zu wegen seiner hautfreundlichen Wirkung gönnen sollte, entsteht, wenn man dem Badewasser 3 l Buttermilch zusetzt.

Verstärkt wird die pflegende Wirkung eines Buttermilchbades noch, wenn man vor dem Bad den ganzen Körper mit Olivenöl einreibt.

Eichenrindebad

Gegen fettige, unreine Körperhaut hilft ein Eichenrindebad.
So wird's gemacht: Vier Handvoll Rinde (aus der Apotheke) 15 Minuten in reichlich Wasser kochen, abseihen und den Sud dem Badewasser zusetzen.

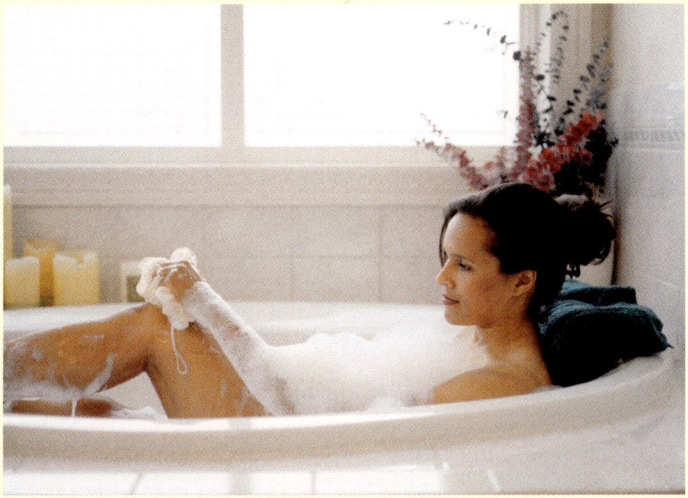

Beim Baden lassen sich Körperpflege und Entspannung auf wunderbare Weise miteinander verbinden.

Erlenbad

Dieses Bad wirkt gegen fettige, unreine Körperhaut, denn die Erle ist reich an adstringierenden Substanzen.

So wird's gemacht: Eine Handvoll frische oder getrocknete Erlenblätter mit 2 l kochendem Wasser übergießen, 15 Minuten ziehen lassen, abseihen und die Flüssigkeit anschließend ins Badewasser geben.

Haferstrohbad

Dieser Badezusatz wirkt gegen unreine Körperhaut.

So wird's gemacht: Ein Büschel Haferstroh 30 Minuten in einem Kessel mit Wasser kochen. Durch ein Sieb abgießen und den Sud dem Badewasser zusetzen.

Hamamelis-Körperlotion

Aus Hamamelis, der Zaubernuss, entsteht im Handumdrehen ein erfrischendes Tonikum für jede Körperhaut.

So wird's gemacht: 50 g Hamamelisblätter (aus der Apotheke) mit ¾ l Obstessig übergießen. Die Mischung in einem gut verschlossenen Gefäß zwei bis drei Wochen lang ziehen lassen. Dann abfiltern und 1 l destilliertes Wasser dazugeben. Morgens und abends den ganzen Körper mit dieser Lotion einreiben.

Heidekrautbad

Ein Badezusatz aus Heidekraut wirkt gegen unreine Körperhaut.
So wird's gemacht: Vier Handvoll Heidekraut mit 1,5 l kochendem Wasser übergießen. Die Mischung 30 Minuten ziehen lassen. Dann abseihen und den Sud dem Badewasser zusetzen.

Heublumenbad

Ein Heublumenbad wirkt stoffwechselanregend und hat so auch schlankheitsfördernde Wirkung.
So wird's gemacht: Zwei Handvoll Heublumen (aus der Apotheke) in einen alten Perlonstrumpf geben, diesen in die Wanne legen und heißes Wasser darüberlaufen lassen. Nach dem Bad warm einwickeln und möglichst gleich hinlegen.

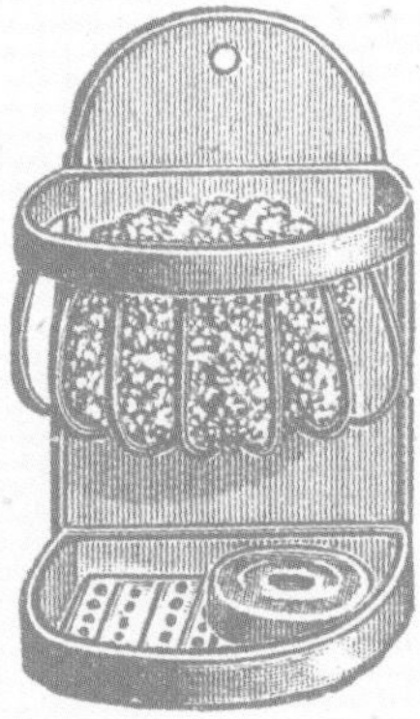

Kalmusbad

Kalmus gilt seit Jahrhunderten als verjüngendes Schönheitsmittel. Dieser Badezusatz wirkt auch gegen fettige Körperhaut.
So wird's gemacht: 500 g Kalmuswurzeln (aus der Apotheke) in 5 l Wasser kurz aufkochen lassen, 15 Minuten ziehen lassen und abseihen. Den Absud ins Badewasser geben.

Kamillenbad

Eine wahre Liebkosung für Ihre Haut ist ein Kamillen-Vollbad.
So wird's gemacht: Zwei Handvoll Kamillenblüten mit ½ l kochendem Wasser übergießen. Den Absud dem Badewasser zusetzen.

Lavendelbad

Lavendel ist ein allseits bekannter, wohl duftender Badezusatz, der gleichzeitig erfrischt und entspannt und besonders zur Behandlung unreiner Körperhaut geeignet ist.

So wird's gemacht: Eine Handvoll getrocknete Lavendelblüten in einem alten Perlonstrumpf ins Wasser hängen. Zusätzlich kann man die Haut mit einer Lotion behandeln, für die man 10 g Lavendelöl und 100 g süßes Mandelöl (beides in der Apotheke erhältlich) mischt.

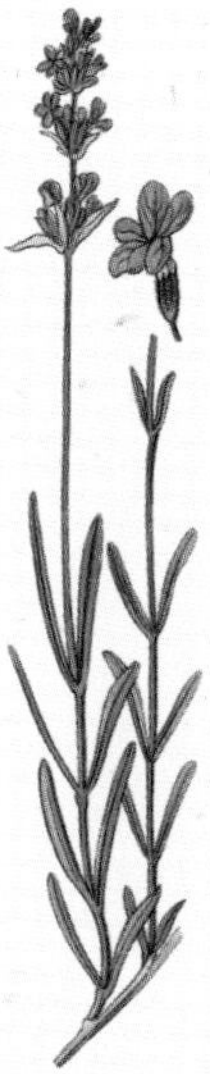

Lindenblütenbad

Ein beruhigender, hautreinigender Badezusatz entsteht, wenn man drei Handvoll Lindenblüten und zwei Handvoll Kamillenblüten mit so viel kochendem Wasser übergießt, dass die Blüten bedeckt sind. Das Ganze auf kleiner Flamme 30 Minuten köcheln lassen und durch ein Sieb gießen. Die Flüssigkeit dem Badewasser zusetzen. Nach dem Bad möglichst gleich zu Bett gehen, um die schweißtreibende Wirkung voll auszunutzen.

Mehlbad

Als Badezusatz pflegt Mehl die Haut zart und weich und beseitigt Hautunreinheiten.

So wird's gemacht: 500 g Mehl in einen alten Perlonstrumpf geben (Zubinden nicht vergessen) und diesen in die Badewanne legen. Darüber das Wasser einlaufen lassen und den Strumpf unter Wasser gut ausdrücken.

Milchbad

Eine Mischung aus Milch und Honig pflegt besonders die trockene, schuppige Körperhaut.

So wird's gemacht: 1 l Milch erwärmen und eine Tasse erwärmten Honig darunterrühren. Dem Badewasser zusetzen.

Obstessigbad

Einen besonders wirksamen Badezusatz, der hautreinigend, erfrischend und porenverengend wirkt, erhält man durch eine Kombination von Zitrone und Obstessig.

So wird's gemacht: Zwei bis drei Zitronen waschen und mit der Schale in kleine Stücke schneiden. Diese mit ½ l Obstessig übergießen und zugedeckt zwei Stunden ziehen lassen. Anschließend die Flüssigkeit durch ein Sieb ins Badewasser gießen. Die Zitronenstückchen in einen alten Perlonstrumpf geben und diesen ins Badewasser hängen.

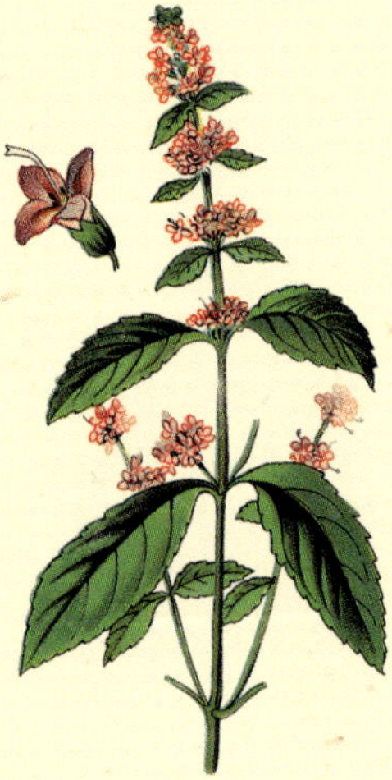

Pfefferminzkörperöl

Ein Öl aus Pfefferminze wirkt pflegend und straffend.

So wird's gemacht: Eine große Handvoll Pfefferminze mit ½ l Olivenöl (aus der Apotheke) übergießen. In einem luftdichten Gefäß eine Woche lang – möglichst an einem sonnigen Platz – stehen lassen. Dann durch ein Tuch abgießen und die Pflanzenreste gut auspressen. Das Öl in eine Flasche abfüllen.

Rosenbad

Eine gute Handvoll (möglichst duftender) Rosenblütenblätter in einen alten Perlonstrumpf geben und ins Badewasser hängen.

Rosmarintonikum

10 Tropfen Rosmarinöl (aus der Apotheke) in 100 g destilliertes Wasser geben. In eine Flasche abfüllen und gut durchschütteln. Nach dem Bad den ganzen Körper mit dieser Flüssigkeit einreiben.

Salzpeeling

Aus Kochsalz können Sie eine Schälkur, nach der die Haut seidenweich und rosig wird, herstellen.

So wird's gemacht: Fünf bis sechs Esslöffel Salz mit etwas Milch verrühren, so dass ein dicker Brei entsteht. Den Körper damit einmassieren. Anschließend baden oder duschen.

Zitronentonikum

Zitrone ist erfrischend – besonders empfehlenswert ist ein Tonikum, das man nach dem Bad verwenden kann.
So wird's gemacht: Von zwei ungespritzten Zitronen die Schale hauchdünn abschälen. Die Schalen in einem verschlossenem Behälter zwei Wochen lang in ¾ l Weinessig stehen lassen. Dann durch Kaffeefilterpapier abgießen und in eine Flasche abfüllen. Mit diesem Tonikum können Sie auch müde, geschwollene Füße wieder munter massieren.

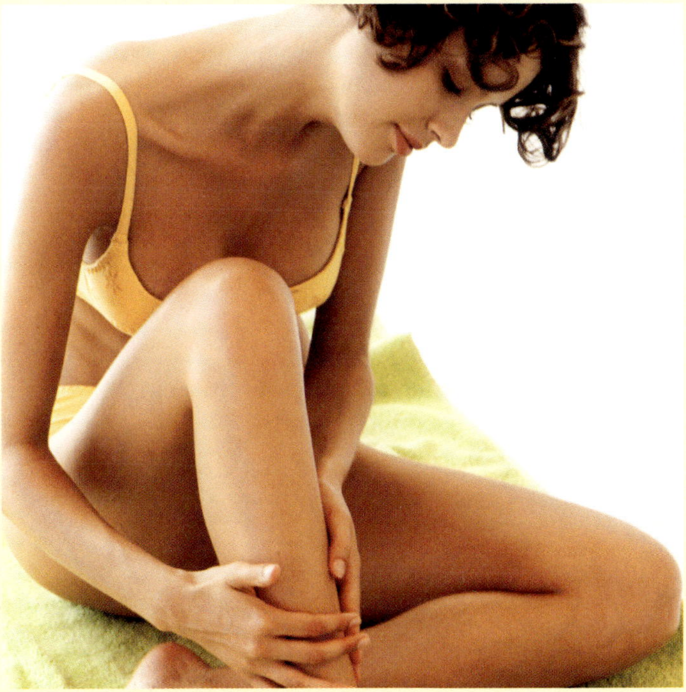

Eine schöne Haut kommt nicht von ungefähr, sondern ist das Ergebnis bewusster, typgerechter Pflege. Das dankt sie Ihnen über die Jahre hinweg.

Register